正常就好

附 98 条 保 健 答 疑

蔡民坤◎主编

中国中医药出版社

·北 京·

图书在版编目（CIP）数据

正常就好 / 蔡民坤主编 . —北京：中国中医药出版社，2019.8

ISBN 978 – 7 – 5132 – 5551 – 6

Ⅰ . ①正… Ⅱ . ①蔡… Ⅲ . ①医学—普及读物 Ⅳ . ① R–49

中国版本图书馆 CIP 数据核字（2019）第 074032 号

中国中医药出版社出版

北京经济技术开发区科创十三街 31 号院二区 8 号楼

邮政编码 100176

传真 010-64405750

赵县文教彩印厂印刷

各地新华书店经销

开本 880×1230 1/32 印张 9.25 字数 220 千字

2019 年 8 月第 1 版 2019 年 8 月第 1 次印刷

书号 ISBN 978 – 7 – 5132 – 5551 – 6

定价 49.00 元

网址 www.cptcm.com

社 长 热 线 010–64405720

购 书 热 线 010–89535836

维 权 打 假 010–64405753

微信服务号 zgzyycbs

微商城网址 https://kdt.im/LIdUGr

官 方 微 博 http://e.weibo.com/cptcm

天猫旗舰店网址 https://zgzyycbs.tmall.com

如有印装质量问题请与本社出版部联系（010-64405510）

编 者 声 明

  尽管我们已经做了很多的努力和改进，但总有表述不当、不周、不详之处，还望谅解。我们深知，要把这里的知识转化成为您的健康，还是有很大的距离。每个人对这些知识的理解和执行都会有所不同，甚至产生歧义。若本书的内容有悖于您的健康维护理念，请咨询您的家庭医生，他们会有更准确的理解。

  另外，我们希望家庭医生把遇到的问题和相关的见解，以及对本书的意见和建议告诉我们，让我们一起学习提高，也便于我们再版时更正、更新。

序

认识蔡医生缘于他是中国农工民主党党员，但对他的进一步了解，则是因为他的《行医日记》。一位基层医生，把行医过程的所做所感记录下来，并示之于众，体现了其求真、为民的愿望，令我钦佩。2012年，他的新书——《临症中医视角》出版。我虽无医学背景，看不懂其专业性的医学内容，但还是能顺利看完"总论"，因为其中的论点、论据更多的是哲学层面的内容。字里行间体现了作者科学严谨之态度，也充分展示了一位专业人员的责任心。

蔡医生的第三本倾心之作《正常就好》已于近日杀青，即将付梓，邀我为此书写序，既深感荣幸，又诚惶诚恐。以我外行之人，为医学专家之专著作序，岂非贻笑大方。但蔡医生一句"你懂我"，让我难以推却。是的，我是他的患者，他是我的家庭医生，我可以从我懂的角度谈谈蔡医生和他的新书。

这里，我最想说的是蔡医生对医学、对患者的真诚以及为了这份真诚所付出的努力和追求。

《行医日记》，他想用真实的行医过程和想法来增进医患的理解，消弭医患的不和谐。他在书中多处表述了医生在现行的价值机制下的不合适的医疗行为，一句"不能体现其价值的技术永远不会有发展前景"，体现了他对价值规律的理解、尊重和企盼，也体现了他对发展医学并造福于社会的渴望。正如他的母校原校长肖鲁伟老师在收到他的《行医日记》后的回信中所言"无不体现了你内心深处为医之仁善"。也许正是因为内心有这样的企盼，他努力追求纯粹的医学价值而不被各种利益所诱惑。我多次听他谈到：我们需要真诚地面对疾病、面对生命、面对患者、面对价值规律、面对人性，改变能改变的，面对必须面对的。尊重自然、尊重生命、尊重规律，这种基本的人生态度，在《正常就好》中得到了充分展示。

他真诚地追求学术。从《临症中医视角》的前言中可以看到他对学术的这种追求。他说："中医界只有承认落后，才有发展的空间；只有承认落后，才有发展的动力。"他还说："中医是伟大的"，"中医的伟大不在于它的技术，而在于它的视角"。他的"中医视角"是可以用于现代医学的，而不只是中医，所以书名不能是《中医临症视角》；他还坦陈自己学医 30 多年了还没有学会把脉，因而大胆放弃，他说："爱中医，需要把握它的灵魂，而不应局限于某一技术。"我不懂其具体的学术成果，但他的那种真诚、率直，那种为了目标而始终坚持的精神，我懂。

蔡医生在临床中的真诚体现在对疾病真相的探求。他是中医，但他从不排斥采用现代医学的方法来检查和治疗。他习惯在看病时了解起因、过程、环境、工作性质、饮食、心理、用药史等；选择治疗方案时，充分关注患者以后的生活质量。可以看到，他更关注的是患者，而不只是"病"。这一点在《临症中医视角》的"临症要点"和"整体护理"中有很好的表述。我母亲曾患慢性腹泻，十多年的各种诊治都没有改善，蔡医生在综合分析之后，给出治疗和建议。有用药，但更有各种细节的指导。结果经过短短一个月的治疗，痼疾得愈。还有一个病案也很有意思，是我们中国农工民主党宁波市委员会在农村义诊中遇到的。

一个 8 岁男孩,腹痛两月余,经省市多家医院诊治无果。蔡医生接诊后初时也百思不得其解,但他刨根问底,了解到了患者的家庭情况:单亲,随父亲生活,家庭条件较差,平时生活饮食简单,几乎没有饮水,又值气候变暖,父亲没有及时换掉厚被。所有这些均可能导致孩子缺水,据此,他提出了相应的纠正方法。经我们多次随访,孩子的病再也没有复发。

他没有因为这些案例而自得。他说医学太复杂,每个个体的情况因本身原因及在不同环境、不同生命阶段而各有不同,成功的案例只能是有限的借鉴。他依然认真对待每一位患者,从一个个具体的病例中验证医学原理,寻找临床诊治的共性。书中关于饮水、腹泻的内容正是基于这些案例的总结!基于临床实践,又符合医学原理,既是蔡医生的行医风格,也是《正常就好》这本书的独到之处。《正常就好》这个书名也很有意思,我们的身体需要"正常",支持我们身体的日常生活、养生保健、医疗服务等也需要"正常",而所有这一切,更需要我们在健康理念上做到"正常"。这本《正常就好》给我们提供了如何实现"正常"的指导。谢谢蔡医生!谢谢所有奋斗在救死扶伤战线上的白衣天使们!

最后,我接着其母校原校长肖鲁伟的话,"从你的努力中可以看到中医发展之前景,可以看到学院培养学生之前景,不亦乐乎!"从这本《正常就好》中,我们可以看到蔡医生为民健康之努力,也可以看到人们健康之所望,不亦乐乎!

中国农工民主党宁波市委员会 徐翔

2018 年 12 月 1 日

前言

　　35 年前，父母基于一个很简单的目的——看不懂医生及医疗，给我选择了医生这一职业。大二之后我却发现自己需要做一件事：还原传统中医学的科学精神。于是，我一头扎入学术追求之中，30 年后完成了《临症中医视角》。但是，学术研究并不能直接解决我父母的"简单目的"，而医患之间的关系更为复杂，不和谐总是存在，严重影响了医疗过程和患者的健康。2000 年，困惑中的我记了一年的《行医日记》，并于次年出版，希望用事实来促进医患之间的理解和沟通。现在的我，只想告诉大家，健康保健首先要尊重自然，"正常就好"。

　　对于您的身体，首先要庆幸的是"您目前是健康的"。但是，庆幸之后，您也会有一丝的担忧：害怕疾病的光临。对于已经身患疾病的人而言，则会有切实的害怕：怕危及生命，怕治疗过程，也怕经济负担……。我们无法消除您的这种害怕，但我们知道，人们对医学的一知半解加剧了这种害怕。发烧了，担心脑子烧坏，担心背后的疾病，但却不知道发烧本身的价值，也不知道多饮水的重要性，更不知道饮水对咳嗽等许多疾病的治疗作用。至于饮水不足与腹痛、尿路感染、关节痛、神经痛等多种临床问题的关系更是认识不足。就算知道了饮水的重要性，怎样喝水？那更是众说纷纭。如此，人们总是在害怕、无知和纠结中维护着自己的健康。

针对这些，医生总会尽可能地交代一些医学知识，并纠正人们的健康保健理念。但是效果往往不尽人意。一是因为医生没时间讲，讲不明白，讲不齐全、讲不透彻；二是很多患者听不懂、记不住、记不全；第三，专业上没有权威的指导；第四，专家难以顾及这些。某位医学权威曾称："没有分子式的论文，我看也不看。""饮水"这样的问题对他们来说根本就是"专业不对口"。

现在，全科医生的出现将弥补这方面的不足。他们要理解医学，理解"分子式"的医学价值，并把它们准确地应用到患者身上，转换为患者的健康价值；他们要理解各种专业治疗技术，让合适的患者接受合适的专家治疗；他们还要让患者配合医疗，执行医嘱，甚至还要帮助专科医生观察疾病和干预疾病。这些都是全科医生的工作，他们的确很难，正如有人说"外科医生关注手术是否漂亮，而全科医生关注患者是否能活，活得怎样"。它从另一角度道出了全科医生工作的复杂性，他们不关注"分子式"，但需要走完从"分子式"到健康的整个过程，缩短医学到健康的距离，它是医学的二次开发。作为基层医生的我很早就想说一句："有分子式的文章，我真的不想写。"本书没有医学分子式。

基于此，我特别关注医疗之外的医学任务。记得在1995年，当时的中国银行嵊泗县支行沈平岳行长要求我给他们的员工做一次健康讲座。我觉得我不应该讲"分子式"的医学专业知识，甚至也不能讲疾病常识、预防保健知识等。因为，他们都是年轻员工，他们还没有到关心医学的时候。最后，我选择了题为"把握健康之舟"的内容。把医学、医疗的内容整合到他们的日常生活和生命意义之中，帮助他们对医学、医疗、医生、疾病、健康有个全面的认识和反思，对生命和环境有个系统的了解和合理地把握。这一内容定调了我以后的所有健康讲座，甚至也定调了我的日常医疗。当时的讲稿已收录在《行医日记》附件中，它简直就是本书内容的缩影。

在此，我要向所有曾经接受我服务的患者表示感谢，是你们给了我实践和探索的机会。把医学讲清楚，让大众理解医学、理解医疗，增进他们的健康，这就是我们的专业了。

今天，编撰此书，得到了许多基层医生的响应，集合了他们的实践。本书的内容来自医学，也来自专家，但更多的来自基层，来自实际的问题及对这些问题的思考和解决方案。我们希望在学术和临床之间寻找交点，在医生和患者之间寻找沟通之门。我们要让医嘱变得通俗、全面、系统和精确，让我们的临床过程变得简单。当然，也一定要让您的健康保健多一些科学，少一些误区，多一些理性，少一些盲目。这就是我在《行医日记》中反复强调的"让患者在疾病的过程中处于主动"。

愿医学进步，愿生命安好，愿医生安乐。

本书从启念动笔到出版付梓经过了多个版本，对内容条目、版式、语式、插画等内容征集了多方面的意见，对内容的哲理性、科学性、可读性都进行了反复推敲，并得到了部分医学院校老师和专家的审定，中国中医药出版社和中国农工民主党宁波市委员会的一些党员都提供了很多的意见，在此一并表示感谢。

本书若能给您带来帮助，那是我们的快乐。若有不当、不周、错误之处，还望海涵！

蔡民坤

2019 年 5 月 8 日于宁波

目录

第二章　关于生活 / 71

第三章　关于医学及其相关内容 / 123

第四章　关于疾病 / 177

嵊泗医生——代后记 / 270

引 子

在看这本书之前，我想先请您内观一下此时此刻您的身体内的各个器官、组织都在干什么？没有它们的有序工作，您还能坐下来看这本书吗？它们会出现状况吗？您能接受怎样的状况？您又会以什么样的心态和行动面对？还有，您会正确利用医院、医疗、医生吗？……

但是，无论如何，在您打开这本书的时候，您已经注意到了问题，也意识到了您的责任。这里，我们先讲两个故事。我们以故事开篇，但决不会以讲故事来代替说理。整本书的写作中坚持逻辑和实证。

故事一：

1999年的一天，病房里先后住进了两个老年男性患者，年龄相仿。都患中风，半侧肢体活动不便。

甲患者条件很好，来看望的人络绎不绝，有专职保姆，病情相对较轻。

乙患者各方面条件较差，病情重，只有老伴按点来访视，两位子女只是偶尔来看望一下。生活嘛，各有各苦，各有所忙。

于是：

甲患者在病床上那真叫养病。饭来张口，衣来伸手，甚至连伸手也不需要。口渴了有人递水，嘴角有口水了马上有人擦。当然，自然有人帮助翻身、拍背、上厕所、叫医护……还有各种关系来打招呼，要求进行最好的治疗和关照。

只是无奈病床太紧张而不得已与乙患者同室。

乙患者的情形那就差多了。自己努力翻身，自己努力找水喝，自己努力咳嗽，自己努力寻求周围人的帮助，自己还努力安排生活，以便在老伴离开前尽可能处理好自己的必需，有时还不得不憋着大小便（当然有失手的时候）。至于治疗，那也是降低到最低限度，一是没钱，二是怕麻烦。

结果：

甲是被殡仪馆的车接走的。

乙自己走出了医院。尽管还未完全康复，但我们都知道，他一定还会更好。

（本故事由原宁波市鄞州区白鹤街道社区卫生服务中心林伟良主任提供）

故事二：

一位手指离断的患者，医生成功把它接活，且近乎完美。但是，患者却陷入了痛苦之中。他的再生手指因为没有触觉而给生活带来了诸多不便，甚至有一次因为不知冷热而烫伤。成功的医疗成果最后以切除而告终。

临床上有太多的情况是：看好了疾病，而损害了健康。

（本故事由原宁波市李惠利医院徐智仪主任提供）

这两个故事一定会引发您对生命、健康、医疗等的思考。与健康相关因素实在太多，也许您会感到迷茫，甚至已经不知道如何管理健康、关注健康了。为此，我们给出"健康损益曲线"和"木桶理论"，也许能有助于您以下的阅读并帮助您理解健康和管理健康。

健康损益曲线

佛说"不可执着",保健方法更是不可执着。一切都有收益,一切总有代价。请理解我们的"健康损益曲线"。这里的"X",您可以先代入"吃饭"这个变量。一开始,吃饭是健康的必需,收益率很大,然后,收益率变得平坦,继续吃,收益率就会下降,超过限度之后,吃撑了,收益率变为负数,也就是造成了损害。

当然,X可以指饮食、运动、睡眠、医疗等健康相关因子。除了必须增长的因素之外,您要避免其他因素在程度和时间上的累积,以及相互之间的叠加。多多并非益善,"正常就好"。健康如此,其他或亦如此。

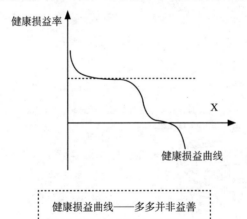

健康损益曲线——多多并非益善

木桶理论

把一个人的健康水平比作木桶里所盛水的平面。水平面的高低取决于组成木桶的最短木板。想盛满水，必须保证每块木板同样平齐且无破损，这就要求组成健康的相关因素都是完好齐整的。一旦某一因素出现问题，就好比木板中有一块不齐或下面有破洞，健康就会受到影响，甚至危及生命。这时就需要医生，特别是需要专门处理某种问题的专家的帮助。

但是，我们还要注意到，木桶本身有一个使用寿命，各板块之间存在相互影响，损坏的程度和造成的后果需要评估，有时破损处或关键的破损处并不好找，这就需要有更全面的思考和观察。另外，短板修复之后水位的恢复，以及如何保护短板，避免短板的进一步磨损，等等，这些问题需要一个叫"全科医生"的角色参与。

组成健康木桶的板块实在太多，从个人层面的遗传基因、饮食、运动、睡眠、吸烟、酗酒……，到社会层面的医疗、医生、医院、经济、伦理、价值观、生命观、习俗……，还有来自自然的水、空气、微生物环境、物理化学环境等，最后还有机体本身的衰老，所有这些都与您的健康相关。

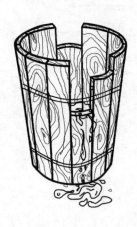

最后需要明确的是，这个木桶总会有破败且无法修理的时候，或者遭受意外的强力撞击而损伤，以致彻底使桶内的水流光，且不给任何补救的机会，这时，我们只能惊叹大自然的无情了，只能面对和接受。

第一章

/

关于生命

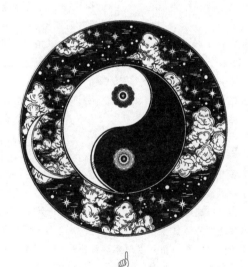

生命就是这样的一个动态平衡过程

认识生命，保持生命积极向上，始终绽放生命的光彩，这是拥有健康的第一法门。阴平阳秘，精神乃治。

但是，生命有时十分脆弱。认知生命的相关常识，通常会有很大收益。

生命自受精卵开始，先是利用母体提供的物质，构建成躯体（土）并保持了生命的活力（火）。然后，生命以其自身的规律顽强地生长着、生存着，这是人们普遍认同的生命之美好。然后，生命还有一个叫"免疫"的系统，用来监督、监视和纠正生命过程，与机体的自身规律共同组成了生命活动的规律、规则和机制（金）。当然，机体不断地进行着新陈代谢（水），不断在加工转换和生产各种物质（木），构成了生命的"五行"。如此构成了完美的生命。这种美好是大自然的恩赐，你我只需要更多的欣赏，包括医学和医生。欣赏这种美好，是医学、医生之大德，是患者之大幸。

生命很顽强，总能适应生命范围内的各种变化。这是生命精彩的一部分，你我千万别轻易干预这些变化。但生命又是有限的，总有出

> 如果我们能够长生不死，我们所有人都不会好过。
> ——《爱弥儿》

生、成长、成熟、衰退和死亡的过程。也许会有一天，技术的进步可以让生命永存，但是，永生的生命可能并不美好，至少目前可以想象这种不美好。另外，特别需要强调的是，生命的过程还充满偶然和意外。意外是最为普遍的规律，人类的存在只是恰好迎合并适应了种种意外。但是，人们总是为更多的意外而痛苦、恐惧、彷徨和无奈，于是，发展出了各种巫术、宗教和医学、医生，还有医院。

·关于大脑·

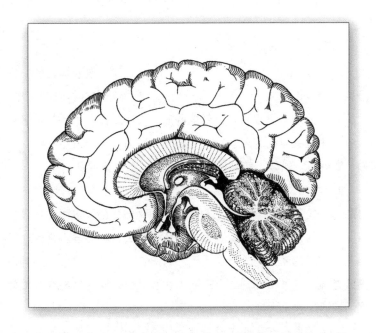

认知要点

> 大脑是生命的主要控制中枢，也是机体的主要控制中心，更是您的智慧中心。

大自然的进化造就了人类的大脑，它让人类有别于其他生物，它让您能看书，能思考您的健康。同时，它还控制着您的生命，控制着您的呼吸、心跳、排尿、消化，甚至连体温、睡眠、情绪以及您的成长等，都是由它控制着。尽管现代医学已经发展到可以给大脑动"刀"，已经明确了大脑很多的功能分区，但是，医学对大脑的了解还很粗浅。我们只能从粗浅中来把握。

 医学认知

1. 大脑 80% 以上由水组成，所以很柔软、很脆弱，但它很重要。所以造物主给了它一个坚硬的骨性外壳，这样安全多了，一般的外力无法伤到它。但颅内肿瘤、血压过高、炎症等很多疾病会使颅内的空间变得拥挤，引起颅内压力过高而发生头痛、恶心、呕吐等。所以，有这些症状的患者，医生会特别重视。

2. 颅骨外面被覆着一层头皮，血管特别丰富，它是大脑的"棉被"，给了大脑一个稳定的环境，不管外面刮风下雨，或烈日当头，人的大脑总能高高在上，且能正常工作。头皮丰富的血管覆盖在坚硬的颅骨之外，在受到外力夹击时，很容易破损，弄得满脸是血，样子很可怕。但只要未伤及大脑，头皮外伤在及时处理后，通常并无大碍。

3. 大脑浸在一种叫"脑脊液"的液体中，脑脊液保护着大脑和脊髓，调节颅内压，参与脑和脊髓的代谢，维持正常 pH 值等生物条件，这是大脑的工作环境，所以，怀疑大脑有病变时，医生通常需要抽取一点脑脊液进行检查。

4. 大脑分为左右两半球，分别管理着交叉肢体的各种感觉和运动。同时，大脑皮层还有不同的分区，有的管语言，有的管运动，有的管触觉，有的管视觉，有的管听觉，有的管嗅觉等。因此，中风的患者临床表现各不相同，只是因为大脑受损的区域不同。所以，各种临床症状和相应的神经学检查可以帮助分析大脑功能及病变。"由外"是可以"揣内"的。

5. 脑重量只占人体总重量的 2%，但耗氧量却非常大，占到全部的 20% ~ 25%，所以，大脑的血液供应特别重要。为此，机体做出了多种保障和适应，由 4 根粗大的血管及其分支网络以保证大脑的血液供应。这也从另一个侧面说明了为什么用脑积极的人、情绪紧张的人不易胖，但易患高血压等。有能量消耗，必有功用；有功用，也有代价。这就是生命，这就是自然。

6. 大脑与供应大脑的血管之间存在着一个"血脑屏障"，保证了血液中的大多数有害物质不会进入大脑，除个别特殊物质外。

7. 大脑神经细胞在出生后不久就停止了分裂增殖，但是，不断地学习、工作可以使参与的神经元数量增加，神经元的"突触"增加，建立新的神经链接。这样让人变得富于知识和经验，工作高效和思维敏捷。不用则退，对大脑也适用。

8. 尽管大脑各个区域有明确的分工，各神经元也有各自的功能，神经元损伤也不能再修复，但是，相邻区域的神经细胞在功能上可以有部分替代，或者称为备份应用。就像大脑遗忘了什么内容，但是，笔记本上有记载，尽管不详细，但是，总还有点内容。

9. 尽管现代医学已经探索了大脑的很多功能，取得了很大的进步，但是，太多的功能还未被发现，很多关于大脑的问题，人类都无能为力。人类在自然面前总是渺小的。

10. 头颅 CT、X 光正侧位片可以观察头颅骨的骨性变化；头颅 CT、MR 可以观察脑组织的变化；颈动脉多普勒检查可以观察大脑血液供应情况；脑脊液检查可以分析大脑生物环境，了解颅内压的变化。

我们的建议

1. 常用常新。不断学习新的知识，从事新的工作。总之，新的各种刺激都有利于大脑的活动。

2. 头痛、视力异常、听觉异常、嗅觉异常者应考虑大脑问题。

3. 肢体感觉异常、肢体行为异常、语言异常者应考虑大脑问题。

4. 生长异常、月经异常以及乳头在非哺乳期出现任何性质的分泌物等情况也需要从颅脑中寻找原因。

5. 大脑损伤所产生的临床症状与心理问题所产生的临床症状在很多方面会有重叠，对此，需要在医生的帮助下鉴别。

保健答疑

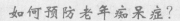

如何预防老年痴呆症？

老年痴呆症又称阿尔茨海默病（AD），它是一种起病隐匿的进行性发展的神经系统退行性疾病。病因迄今未明，可能的因素和假说多达 30 余种，如家族史、头部外伤、甲状腺病、母育龄过高或过低、病毒感染等。这对个体来说，几乎就是"原因不明"的一种说辞，所以也无从预防和治疗。但是，不要悲观，科学家已经做了大量的工作，也正在做大量的工作，终将为阿尔茨海默病（AD）的诊断和治疗带来曙光。只是投入的财力、人力很大，由此也可以理解为什么医疗总是很贵的。

目前，有一点可以肯定，随着人体的衰老，脑细胞出现部分萎缩和死亡，这是一个必然的过程。但是，通过学习、工作等各种活动可以增加神经元突触的链接，激活一些神经细胞的功能，替代萎缩和死亡的神经元功能。目前，预防阿尔茨海默病（AD）的方法大多基于这样的理论，但是否有效，还没有得到更多的医学证据。只是这些方法至少没有违背现有的医学共识，或者是正常生活的一部分。现整理如下：

①普遍认为积极用脑（注意，用脑不是单指看书、学习之类）是预防痴呆症的妙方，包括不脱离社会、保持事业心、责任心和创造力、勤于观察和思考，以及从事力所能及的劳动等；②避免各种负性的心理刺激，对生活保持乐观，不服老，不求被人孝顺；③饮食上应低盐，荤素搭配，以蔬果为主，保证饮食新鲜、多样；④积极防治高血压、糖尿病、高脂血症等；⑤避免使用铝制品，减少铝中毒的可能；⑥戒烟忌酒，避免香烟中的尼古丁、镉、铅等有毒物及酒中的甲醇等对脑神经的损害；⑦保证睡眠；⑧防治便秘，有调查证实80%以上的老年痴呆症发病与便秘呈"正相关"；⑨多运动，包括有利于增加颜面及脑部血流量和刺激脑细胞活动的所有动作，如叩齿、梳头、散步、慢跑、手指运动等。另外，还有建议用中药进行调理，但由于没有循证医学的证据，我们不能给出中药处方。患者有"整体机能状态"改变时，可以予以相应纠正，但这种纠正与本病的治疗没有确切关系。

·关于脊柱·

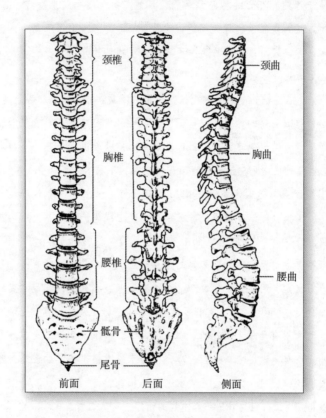

颈椎

胸椎

腰椎

骶骨

尾骨

颈曲

胸曲

腰曲

前面　　　　后面　　　　侧面

 认知要点

挺直您的脊梁，会让您变得健康和美丽。

人要有脊梁骨，而且还要有一条笔挺的脊梁骨——对不起，
人只有一条弯曲的脊梁骨，而且弯了好几弯，而且还不得不弯。

但是，您要感谢这根弯弯曲曲的脊梁骨，并好好地爱护它，挺直它，它让您变得健康和美丽。

 医学认知

1. 只有直立行走的人类，才有一条平行于重力方向的脊柱。并且有完美的S形曲线，它保证了脊椎的稳定和功能，也保证了人体的很多功能活动正常运行，如头部活动、呼吸运动，以及生活劳作等，还减轻了大脑的震动，保证了大脑的安全。

2. 成年人的脊柱由33块椎骨（颈椎7块，胸椎12块，腰椎5块，骶骨、尾骨共9块）借助韧带、关节及椎间盘连接而成。脊柱上端承托颅骨，下连髋骨，中附肋骨，并作为胸廓、腹腔和盆腔的后壁。脊柱具有支持躯干、保护内脏、保护脊髓和进行运动的功能。脊柱内部自上而下形成一条纵行的椎管，内有脊髓。

3. 请注意脊柱的曲线，它很美。椎体、椎间盘、脊椎各关节、韧带和相关的肌肉维持这种曲线，长时间处于一种固定姿势，会使相应的肌肉、韧带和关节劳损。特别提醒，颈椎和腰椎向前呈弧形凸起，所以，颈部、腰部所有向前倾的动作对颈椎和腰椎都是不利的，应尽可能避免，特别是长时间的持续向前弯曲。挺直您的脊柱，有益于保持S形曲线的完美。

4. 年轻时的体力劳动和运动能使脊柱的韧带和相关肌肉增粗、增强，有利于脊柱关节的稳定，减少脊柱相关疾病的发生。而老年人的劳动和运动只能减缓功能衰退，减少骨量流失。

5. 常见的腰椎、颈椎疾病通常是脊柱的生理曲度改变、椎间盘变性、椎间盘破坏、椎体移位，或椎体骨质疏松、椎体骨折等影响了周围的神经、血管、肌肉组织而引起的一系列的临床问题。相关疾病的治疗都应该围绕着这个基本的病理，否则，不会有实质的意义。

6. 远端肢体的临床表现和神经学检查可以帮助分析脊柱的病变部位及病变性质。脊柱正侧位 X 片、CT 可以明确椎骨的情况以及相对关系，MR 检查可以看到相关软组织的变化及相互关系。

 我们的建议

1. 别让脊柱长时间劳累以防止某一肌肉、韧带的劳损。

2. 避免腰部或颈部长时间处于一种固定姿势，特别是避免脊柱长时间的向前弯曲。

3. 避免腰部或颈部长时间受凉。

4. 避免颈部、腰部用力过猛。

保健答疑

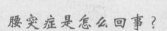

腰突症是怎么回事？

腰突症，是腰椎间盘后突压迫神经根的简称。腰突症除了要关注腰部疼痛、酸胀、活动受限等症状外，更要关注下肢感觉、运动等功能状况，注意肌肉、肌力情况。腰突症的发生与外力有关，但韧带薄弱或退化是基础原因，不当用力通常只是外因。现代人的生活和工作已经不需要用太多的腰部力量，这导致了腰部肌力减退和相关韧带的弱化。目前腰突症高发是有社会进步的原因的。

　　腰突症的治疗要注意保护腰椎的生理曲度，身体向后仰有利于腰椎间盘的稳定。睡软床，会引起身体屈曲，不利于腰突症的治疗。而倒走可以使腰部肌肉紧张，有利于腰部肌肉的强壮。热敷等理疗有利于促进局部血液循环，促进局部代谢产物的吸收，缓解疼痛等症状。牵引能减轻椎体对椎间盘的压力，减轻临床症状。椎间盘突出严重者除了影响腰部活动、影响生活外，还影响到下肢功能。压迫病理明确且与临床症状相关，经保守治疗无效者，建议手术治疗。请就诊于相应的专科。

　　另外，药物治疗不能针对"腰突"本身起到治疗作用，包括各种宣传有神奇疗效的内服或外用药。但是，有些药物能放松相关的肌肉，缓解局部的炎性反应，改善局部症状，并通过炎性反应的改善减少突出的椎间盘对周围组织的压迫，从而在一定程度上改善临床症状。局部的封闭治疗也属同样的原理。

· 关于甲状腺 ·

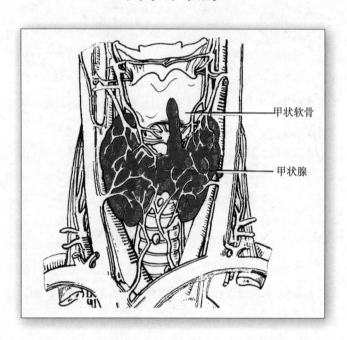

甲状软骨

甲状腺

 认知要点

甲状腺是点燃生命的小火苗。

甲状腺像个蝴蝶结贴在您的喉头前，它只有 20～25 克重。但是，它分泌的甲状腺素却是生命一天也离不开的，它是点燃生命的小火苗。它烧得过旺，全身就会为之激动；它功能减退了，或切除了，生命代谢就会减慢，甚至无法进行，患者就不得不通过药物来补充甲状腺素。

医学认知

1.甲状腺是重要的内分泌器官，其分泌的甲状腺素能控制能量的使用速度，控制蛋白质制造的速度，调节身体对其他荷尔蒙的敏感性，等等。因此，它调控着代谢、生长速率。

2.甲状腺受丘脑分泌的激素的正向控制，同时也受到血液中甲状腺素浓度的反馈调节。

3.碘是合成甲状腺素的必备原料，碘在体内的停留时间是3个月左右。

4.您的生命中出现了太快或太慢的变化，都需要检查一下它的功能，如脾气太大或没脾气，心跳太快或太慢，整体或局部的生长异常，以及因为代谢太快或太慢而引起的诸如体重减轻、毛发变稀、月经减少等。

5.利用甲状腺摄取碘的能力，可以用放射性碘元素来治疗部分甲状腺疾病。

6.古代中医对甲状腺肿大性质的辨别是模糊的，任何引起甲状腺肿大的疾病都会被归入"瘿病"，因此，一些传统方法治疗甲状腺肿大需要进一步明确其机理。

7.B超、甲状腺功能检查、同位素检查和穿刺检查是甲状腺疾病的常用检查手段。

 我们的建议

1.甲状腺，它总是默默地存在着，不需要您太多的关注。它就在那儿。

2.孕早期进行甲状腺功能检查已经成为必要。

3.时而观察一下它的外形，必要时做个B超检查及甲状腺功能检查，基本能保证它的安全了。

4. 关于补碘：①普通人群进食碘盐和日常饮食即可达到碘摄入标准；②缺碘地区和妊娠妇女、婴幼儿两大人群要多补碘，多吃高碘食物；③甲状腺病患者、中老年妇女不宜多食含碘食物和药物；④多吃海产品补充碘是安全而有效的，特别是海带、紫菜、虾皮等。

保健答疑

甲状腺有结节，需要手术吗？

甲状腺结节是在B超普查时经常会被发现的问题。恶性病变虽不常见，但需要鉴别。定期观察是最佳策略。近年来，甲状腺癌发现得较多，对此，需要明确两点：① 根据超声检查的TI-RADS分级，V级应听从医生的安排，III级以下，可以放心；② 30%的正常死亡者发现有甲状腺癌，对这部分人来说，甲状腺癌并不是造成死亡的原因。很多人可以伴癌生存，甲状腺癌就是其中的一种。

甲状腺结节的治疗原则：若能恰当应用细针抽吸细胞学检查，则可更精确地选择治疗方法。细胞学阳性结果一旦提示恶性病变，则需早期手术以取得病理诊断。若细胞学检查良性，仍有恶性可能，需做甲状腺核素扫描及甲状腺功能试验，并定期复查。对甲状腺结节高度怀疑恶性者，直接选择手术，并做病理切片。

·关于心脏·

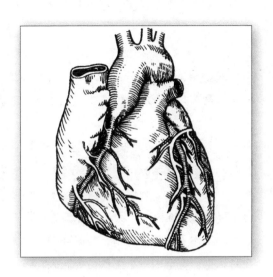

 认知要点

心脏是血液循环的泵房，为血液流动提供动力。

我们每个人都有一颗火热的"心"，的确，它鲜红活泼，它全身肌肉，它热烈，它还一刻不停地工作。这就是心脏，它像个泵房，为血液循环提供动力，给机体的各个器官提供能量和物质。

 医学认知

1. 心脏分为 4 个房间，分别是左右心房和左右心室。外面连着相应的管子，房间的出口都有单向的"门"，保证了血液的单向流动。这些"门"随着心跳不停地开合，每天可以达10万次以上，还能让您用上几十年，甚至上百年。大自然创造的工件真是经久耐用。

2. 血液先进入右心房，然后到右心室，然后离开心脏到两肺，加氧后回到左心房，然后到左心室，加压后再次离开心脏，供应全身以能量和氧气。心脏的每一次跳动就是一个加氧加压的过程。

3. 心脏的每一次跳动都需要很多的能量，这些能量由冠状动脉提供，所以，一旦冠状动脉出现狭窄或堵塞，就会导致心绞痛、心肌梗死等，危及生命。现代人吃得丰盛了，脂肪不仅在体内堆积，也会在冠状动脉堆积，冠状动脉堵塞就多发了。

4. 尽管心脏的工作不能停，但是，心脏还很会休息。它在每次工作后会及时休息，直至下一个工作命令到来，所以它才能伴随您漫长的一生。

5. 心跳的快慢受神经支配，运动、情绪（包括心理活动）以及血液中的成分都会引起心跳节律的变化。心脏本身还有一套"电网"，用来协调各个房间的跳动。"电网"中心损坏，或"电网"损坏，或"电网"的环境异常，都会导致心脏问题。

6. 心肌损伤或变性，或心脏房间的"门"损坏，是心脏的另一些常见问题。

7. 对血流动力学的影响是心脏疾病的共同特征。它会造成心悸、心慌、胸闷、头晕眼花、乏力、气喘等，这些症状在活动或上楼时表现得更为严重。

8. 心脏的肌细胞只会增粗增强，不会复制增生，所以，一般而言，心脏的心肌不会有心肌癌。

9. 心电图、B超、心肌酶，是常用的、有效的检查手段。

 我们的建议

1. 避免心理紧张和工作紧张，减少心脏的工作节律和紧张度，经常让它休息。高质量的睡眠对心脏有益。

2. 适当运动，时而给点负荷，使心脏变得强大而有力（有心脏疾病者应避免突发性用力）。

3. 控制好血压，避免心脏长时间处于高负荷状态。

4. 控制好血糖、血脂，避免心脏及血管受高血糖、高血脂影响。

5. 避免烟和酒对心脏的刺激和损害。

保健答疑

先天性心脏病是怎么回事？

先天性心脏病简单地说是孩子的心脏没有长好，出现了诸如"门"没关好，房间之间的隔断不彻底、动脉和静脉之间存在不应有的沟通等问题。但是，要相信，一切还好！一是这些问题本身还能支持他（她）目前的生长和生活；二是随着医学的发展，很多先天性心脏病已经能够得到有效的治疗，大多数可以根治。

引起先天性心脏病的原因很复杂，一般认为在胎儿发育阶段，任何因素影响了胚胎发育，使心脏某一部分发育停顿或异常，即可造成先天性畸形。很多因素与之相关，主要有以下几方面：

①遗传，特别是染色体的易位与畸形（如染色体21三体综合征，13、15三体综合征等）；②宫内感染，特别是孕早期3个月内的病毒感染（如风疹、腮腺炎、流行性感冒、科萨奇病毒等）；③孕妇接触大剂量的放射线、叶酸缺乏、使用抗癌药等；④引起子宫内缺氧的慢性疾病等可能与先天性心脏病的发生有关。

·关于血液和血液循环·

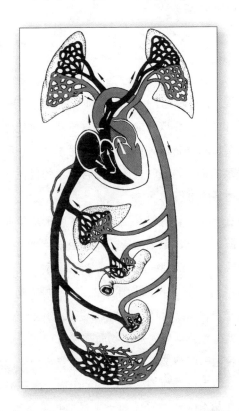

 认知要点

血液和血液循环是人体的运输系统。

　　血液，生命的象征。流血好像常常伴随着死亡。的确，血液
承载着生命，也承载着生命的活力。医学、医疗、医生总是与血

23

液打交道。手术要流血，探查生命的状况和秘密要验血，治疗要用血或利用血液的流动，救命更需要血。是的，生命和生命的医学离不开血及血液循环。

 医学认知

1. 血液是流动在血管和心脏中的一种红色不透明的黏稠液体，由血浆和血细胞组成。血液为各种脏器提供能量，并为组织生长和修复提供各种物质，包括修复血管本身的物质和抵抗病毒等微生物侵袭的物质，同时，还带回各组织的代谢产物。生命就是在这样的循环中进行的。

2. 血液在一个闭环的管路里运行，这就形成了血液循环。这一管路由心脏、动脉、毛细血管、静脉组成。血液在肺毛细血管完成气体交换；在其他毛细血管完成各种物质交换。

3. 血液经过心脏，得到加压；血液经过肺部，二氧化碳含量减少，氧气含量增加。供应给机体各处的是高氧高压的动脉血，经过各处的毛细血管，完成物质交换，变成了低氧低压的静脉血，颜色也由鲜红变成了暗红。拔火罐等行为引起黑紫的"出血"只是局部体表毛细血管破损引起的出血，属于静脉血，紫黑的程度与含氧量的多少有关，血中氧气消耗得越多，"出血"越黑，与"毒""瘀"等无关。

4. 环境温度、湿度的变化，以及机体的心理活动会影响血液循环。这种影响，有的是即时的，如心率加快，或手足发凉；有的是长远的，如长期游泳的人，皮下脂肪较厚。

5. 血液检查能发现血液本身的变化，以及机体对各种变化的反应。当机体发生病变时，会伴随着物质代谢的异常，而这些异常的物质可能通过血液循环而进入血液，或者本身就存在于血液中，于是，医生通过验血可以发现一些其他脏器的病变。注意，只有代谢产物进入了血液，才有可能通过血液检测到。

 我们的建议

1. 多饮水，少吃盐，这有利于血液循环的进行。

2. 时而接受一定范围内的寒冷刺激，这会让心血管，特别是微细血管得到有效的锻炼。

3. 戒烟限酒，减少对血管的不良刺激。

4. 避免长时间的紧张和长时间的松懈。要有适当的运动，以促进血液循环。

5. 摄食要谨慎，避免摄入有毒有害物质，对一些不明性质的食物和所谓的药物要保持审慎的态度，安全为要。

保健答疑

动脉和静脉、动脉血和静脉血各有什么不同？

以心脏为中心，供"离开心脏的血液"流动的血管就是动脉，它管壁厚，承受的压力大，富有弹性；而供"回流心脏的血液"流动的血管则为静脉，它管壁薄，承受的压力小，弹性也差。动脉与静脉之间则是广泛的微细血管。

25

动脉血含氧量高，而二氧化碳含量低；静脉血则正好相反，含氧量低，而二氧化碳含量高。

需要注意的是，血液经过心脏后得到加压，血液流经肺部之后得到加氧。所以，从心脏到肺部的那段动脉所流动的是静脉血，而从肺部到心脏的那段静脉流动的是动脉血。

· 关于肺 ·

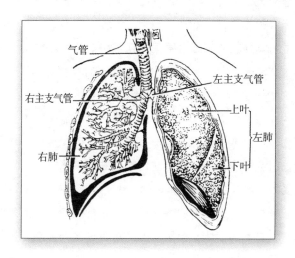

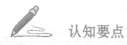 认知要点

肺是生命的气息所在，是完成气体交换的场所。

　　肺是用来呼吸的，平时，它安静地为生命提供氧气，呼出二氧化碳，所以，人们通常不需要关注它。只是近年来随着体检的普及，肺小结节又多见，人们开始更多地关注肺及其呼吸了。事实上，肺的确是机体最重要的器官之一，生命离不开气体交换，肺部的很多疾病都会影响气体交换，直接危害生命。

医学认知

1. 肺，就像棵倒长的树，分左右两部分，右边又分为三大叶，左边分为二大叶。树干就好比气管和支气管，树叶就好比肺泡，呼吸的气体要经过咽喉、声门、气管、支气管，到肺泡。然后在那里与其外围的毛细血管里的红细胞进行气体交换，把二氧化碳溢入肺泡而排出，氧气溶于血液中而流向全身。

2. 肺的呼吸靠胸廓的运动来带动。胸廓与肺之间存在着一个封闭的间隙，那里只能有少量的润滑液，不能有气体、液体和其他异物，而且感觉很灵敏，一有异常就会引起疼痛、咳嗽等症状，严重时会影响肺的呼吸运动，影响肺的气体交换。胸廓运动无力或受限，将直接影响呼吸运动。

3. 正常的空气、正常的呼吸运动、正常的气体交换条件能满足人体与大自然的气体交换需求，只是每一次呼吸都会有一定量的气体残留。当气道痉挛、气道被痰液等阻挡、肺泡融合而交换面积不足时，都会影响肺的气体残留量和通气量。

4. 吸入的氧气需要由血液中的红细胞带走，并运送到全身。当进入到肺的血液过多、过少，或成分异常时，也可以影响气体交换。

5. 肺不断与外界进行着空气交流，所以难免会有细菌或其他异物的吸入。但它有一个自净系统，气道上有能分泌黏液的细胞，能湿化空气，也能包裹细菌和异物，并在气管上的纤毛的摆动下，不断把分泌物连同异物（包括细菌、微小颗粒等）运送到外面，这就是偶尔会咳出的"痰"，特别是晨痰。

6. 心理因素可以影响呼吸运动，干扰肺通气。

7. 胸片、胸部 CT 是常用的肺部检查手段。肺功能检查能明确肺的功能状况，当然，您本人在劳动、运动中对肺功能的情况都会有一定的感受。

我们的建议

1. 注意空气质量，保持空气清新。

2. 经常运动，增大您的肺活量。

3. 时而深呼吸（深吸气、强运动、唱歌等），减少您的肺部残气量，改善您的肺活力。

4. 多喝水，有利于肺的呼吸和痰液的排出。

5. 出现呼吸异常情况，请咨询医生。

保健答疑

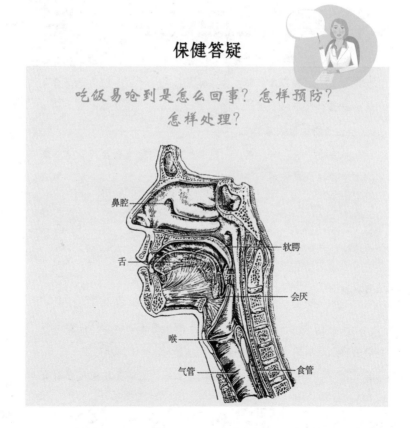

食管和气管是紧挨着的两根管子，气管在前，食管在后；气管通气，食管进食，二者各司其职。只是空气需要从鼻腔到气管，但鼻腔居于口腔的上面，而食物又是从口腔进入后面的食管，这样形成了交叉，很容易出现事故。空气进入食管还好，食物进入气管，那就糟了。不知道大自然为什么会有这样的安排。还好，那里有两扇精巧的门，引导着空气和食物的流向，它们分别叫软腭和会厌软骨。"吃饭呛到"只是会厌软骨没有及时关闭，使部分食物或分泌物进入了气道所致。通常老年人神经活动的灵敏度下降，更容易发生"呛"，麻醉药物也会使会厌失灵，所以需要麻醉的患者通常应禁食，以防食物反流而进入气道。

预防"呛"的方法主要有：①进餐时不要说话，因为说话会加重会厌的工作难度，特别是老年人；②有"呛"经历者应避免吸食动作；③平时多嚼口香糖，以增加吞咽动作，锻炼会厌功能（其价值没有评估依据）。

当发生"呛"时，第一，要保持冷静，通常食物不会完全堵塞气道，安静反而有利于呼吸；第二，轻拍背部，以有利于异物排除；第三，仰头、侧脸或侧卧；第四，旁人从背后抱住患者，双手扣紧，突然用力挤压患者腹部。但是，最可靠的方法还是送往医院，只要时间来得及，总会有办法。

为什么会有肺结节？怎么办？

随着CT等检查的普及，肺结节的发现越来越多，一些早期肺癌得以早期发现并得到早期治疗，大大保障了民众的生命安全。但是，"越来越多"的肺结节也让人害怕，它好像距离肺癌很近了。为此，需要对肺结节有一个客观的认识：

1. 肺结节，一部分是由肺部曾经发生炎症（如肺结核），或胸部曾受过外伤造成的。这些炎症或外伤的残留物未被人体吸收，久而久之就在肺部形成了瘢痕，也就是结节。当然，也有部分肺结节是早期肺癌或其他器官肿瘤的肺部转移。

2. 肺结节的发现率很高，但欣慰的是，90%的肺结节是良性的。良性肺结节多发于年轻和非吸烟人群中，主要为感染或非感染性肉芽肿，如错构瘤、血管瘤等，还包括部分血管畸形。

3. 恶性的肺结节通常具有一些明确的危险因素。45岁以上者，年龄越大，罹患肺部恶性结节的风险越高。肺癌的发生率与吸烟时间及每天的吸烟数量成正比。

4. 一般而言，结节的恶性概率随着结节直径的增大而增加，而且是显著增加。所以，结节小，医生一般会建议观察，而较大者，通常会建议积极地诊治。大于20mm的孤立性肺结节，或者有磨玻璃样改变者则要高度重视。

读完以上4点，也许您还是觉得肺结节很可怕。其实，生命不及细看，任何对健康问题的执着都会引起一定的恐惧。这里，我们只能给出以下6条意见：①发现肺结节者，一定要在医生的指导下进行观察和治疗；②分析患者的情况，是否有引起肺结节的原因和危险因素，据此，可以分析肺结节的性质；③观察，时间最能说明问题了，即使是恶性结节，随访期内的手术干预不会影响治疗效果；④试验性治疗，根据治疗结果分析结节性质；⑤综合各种情况采取相应的诊治，包括医生的分析和患者本人的心理情况；⑥随着现代医学的发展，肺部手术已经很成熟了，早期发现的肺肿瘤，其治疗的有效性和可靠性都很好。

最后，我们想说的是，戒烟可以有效减少肺癌的发生，并减少对肺癌的恐惧。这是您能做到，也是应该做到的。这里，我们给出一张有关美国的香烟消费数量和肺癌死亡人数的关系图表，也许可以增进您对戒烟的理解。

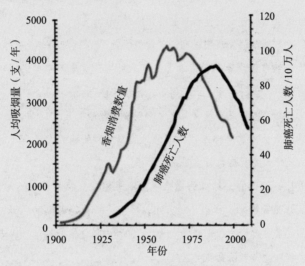

肺癌的死亡率高峰出现在吸烟量高峰的后 20 ～ 30 年

·关于肝胆和胰腺·

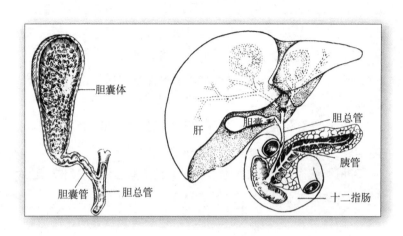

 认知要点

> 肝胆和胰腺是食物的消化器官，肝脏更是生命的化工生产厂。

在体检中，总会有涉及肝胆的相关指标，于是人们对它们有了更多的了解；而对于胰腺，人们可能更多从一些与胰腺相关的重大疾病中来了解，如胰腺癌、胰腺炎等。但是，这些知识往往也给您带来了更多担心和害怕。事实上，作为消化系统中的一个功能单位，肝、胆、胰的确承担了很大的任务，也承担了很大的风险。

 医学认知

1.肝脏是人体内的加工厂。胃肠吸收的物质，都会通过"门静脉系统"进入肝脏，被加工、解毒，并转化为机体所需要的各种物质；机体的代谢产物也要在肝脏得到解毒灭活。但是，肝脏的加工转换能力有限。吃的东西太多，产生的废物也会增多，肝脏的负担必然加重，一旦超过肝脏的加工转换能力，就会造成损害。饮酒过度就是常见的损害。富营养饮食也同样损害肝脏的加工转换能力，脂肪肝就是多余的能量以脂肪形式储存的结果。

2. 肝脏还分泌胆汁，贮存于胆囊，进餐时胆囊收缩、胆汁排出，进入肠道，帮助油脂的消化和吸收。

3. 肝脏还能调节凝血和抗凝两个系统的动态平衡。肝功能损伤可以导致出血不凝。

4. 胰腺分泌胰液排入十二指肠，帮助消化蛋白质、脂肪和糖。它还分泌胰岛素进入血液，调节血糖，参与糖的相关代谢。

5. 肝、胆、胰腺的功能受饮食、机体状况等多方面的影响，机体的血液循环、情绪变化可以干扰消化、吸收的过程。

6. 当肝脏功能受损时，加工能力的下降会导致一种或几种营养不良的症状；解毒灭活能力的下降会导致一些代谢异常或中毒症状；当结构受损时会出现门静脉回流障碍，出现门静脉高压，可以引起食欲下降，脾肿大、胃静脉曲张，甚至出血等。

7. B 超能发现肝胆的结构变化，但腹部 B 超很容易受肠道气体的影响，特别是针对胰腺的 B 超影响更大，进餐会使胆囊收缩，影响 B 超诊察。所以，肝胆 B 超检查必须要求在空腹状态下进行，而胰腺 B 超的价值有限。腹部增强 CT 能更精确地观察肝胆及胰腺的结构。

8. 肝功能生化检查可以判断肝脏功能的损伤程度和种类。血、尿淀粉酶用于胰腺炎的诊断，血糖及血胰岛素检查可以分析胰岛功能。更全面地了解肝脏和胰腺状况需要结合血常规、尿常规及其他生化检查。

 我们的建议

1. 避免暴饮暴食，避免吸烟、酗酒。

2. 避免长时间劳累。注意，是避免长时间的劳累，与心脏疾病的避免突发用力完全不同。

3. 避免摄入一些来历不明的可疑食物，谨慎使用药物。

4. 注意情绪变化，避免长时间紧张或抑郁。

5. 注意身体的各种变化，有乏力、出血、黄染、消瘦等症状应及时就医。

保健答疑

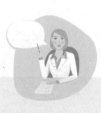

如何养肝？

养肝，要做到以下几方面，一是饮食上应遵循"适量、多样、天然"的饮食六字原则。不同性质的食物需要不同的化学酶，进行不同的加工和转换程序，为了避免某一加工程序过载，做到饮食的六字原则是很重要的一个养肝方法，当然，还应该避免摄入有毒有害食物；二是应尽可能避免药物对肝脏的损害，很多药物都会进入肝脏进行代谢，增加肝脏负担或造成一定的损害；三是注意劳累对肝脏的损害，机体劳累时会影响机体的代谢过程，还会产生一些过多的代谢产物，这会加重肝脏的负担；四是注意心理因素对肝脏的影响，抑郁、焦虑、紧张、担忧等不良心理状态时，会影响肝脏血液循环和代谢过程。

·关于消化道·

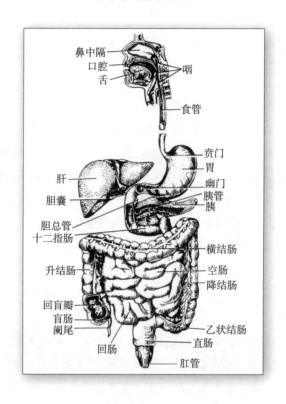

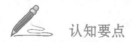 认知要点

> 消化道是一条食物粉碎、消化、吸收、排泄的管道，也是机体排泄废物的器官。

您享受的美食都会进入消化道，它的工作状况直接决定了您的胃口、您的营养状况、您的排泄……消化道一旦有问题，机体就立即出状况。所以，为了享受美食，为了您自己的身体健康，您需要关注和爱护您的消化道，尊重它，利用它。

 医学认知

1. 消化道从口开始，一直到肛门，中间是长长的、弯弯的、各种形态的管道。整个消化道宜通不宜堵，宜下不宜上，这就是中医学"胃肠以通为用"的具体体现。食物向上逆行，或堵了，或往下走得太快、太慢都会引起问题。

2. 您吃下去的食物经过牙齿磨碎，唾液、胃酸、胆汁等多种消化液腐蚀、降解，在小肠吸收，进入门静脉系统，并进入肝脏，加工后，再进入血循环，然后流到全身各处。

3. 胃就像一个有两个口子的布袋。您一定要让它笑。它笑，您才能笑；它哭，您一定得哭。而肠道就是一个弯弯曲曲的化工管道。事实上它的功能也像"化工厂"。其实，自然界有很多类似的情况。

4. 消化道的功能活动受植物神经的控制，它不需要、也不受您的意志控制。但是，您的情绪会影响到它的工作。饮食结构、心肺功能、劳动等对消化功能会有直接的影响。

5. 饮食中偶然少量的酸、辣、甜、苦、咸、冷都会给消化道造成小小的"惊喜"，这会使它的"个性"变得活泼，有利于消化。但千万别过量，否则，它会哭，然后，您就得哭。

6. 进餐前，消化道往往是休息着的，这时，您不能急着给它食物，更不能大量给它食物。通常第一口食物应多嚼一会儿，以唤醒消化道，有胃病者先宜进食山药、土豆、藕粉之类，或者让米饭在嘴里多嚼一会儿再下咽。中医学认为这些能"养胃"，而现代医学已经明确这些方法有利于消化道的准备，这些食物对消化道黏膜的亲和性也好，对黏膜的刺激最少，有利于消化道黏膜和功能的保护。

7. 消化道通常需要大量的水，这些水一部分来自进餐过程中的进水，但更多的是来自消化系统分泌的消化液，有唾液、胃液、肠液，还有胆汁、胰液等。

8. 消化道里除了食物、消化液之外，还有大量的微生物，微生物形成了一个庞大的群落，它是您的朋友，帮助您消化食物，并合成一些必要的营养物质。

9. 消化道还有大量的气体，这些气体有些是进餐时掺杂而入，但更多的是食物分解过程中产生的，肠道内的细菌也会产生气体。这些气体的存在有利于肠道的蠕动。但气体过多，或肠道因为气体而蠕动过度，就会出现各种情况。所以，医生很关心"屁事"。

10. 内窥镜检查是目前观察消化道内部结构最有效、最直接的方法。腹部 CT、MR 检查有利于观察整个腹腔的结构变化。B 超检查很难发现胃肠的结构和功能改变。

 我们的建议

1. 细嚼慢咽。细嚼慢咽既能帮助粉碎食物，又能在细嚼慢咽的过程中促进消化液分泌。

2. 嚼口香糖。嚼的过程可以促进胃肠蠕动，促进消化液分泌，从而有利于消化进程。

3. 餐后百步行。它是通过机体的运动带动胃肠的蠕动。但应注意避免行走太快、太急。

4. 建议餐前 1 小时至半小时补水，以保证消化液有足够的分泌。

5. 按时进餐，这可以培养胃肠道按时工作的习惯。

6. 避免食物太热、太冷。进食冷饮不能太快，应使其在消化道里有一个缓慢加热的过程。太热的食物会直接对消化道黏膜造成损伤。

7. 避免不洁饮食对消化道的伤害，包括一些制作时间很长，或保存很久的可能被污染的食物。

8. 避免长时间的高脂、高蛋白饮食，避免不良情绪下的进食，避免饮食过饱。

保健答疑

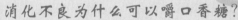

消化不良为什么可以嚼口香糖？

　　一个人的消化系统总是能承受自己的唾液，并能随时往下输送。利用这一点，可以实现消化道"以通为用"的治疗原则。嚼口香糖就是增加唾液分泌、增加胃肠蠕动的一种方法。而传统中医学有"叩齿百下"的保健方法，究其机制，大致符合嚼口香糖的作用原理。我们认为，嚼口香糖更容易被接受，力量也更容易控制，同时，还可避免叩齿不当引起的牙齿损伤。具体建议如下：①若出现恶心、胃不适、咀嚼肌酸痛等情况，可暂停，多数人会慢慢适应；②要做到长时间嚼，1 小时、2 小时，甚至更长，在不影响工作、进餐、社交等情况下，可以不停地嚼；③咀嚼以咬合肌不酸痛为宜。

有人担心口香糖很甜，糖尿病患者不适合。这里请注意，我们只是建议每天嚼1粒，糖摄入量很少，而且还有木糖醇口香糖。口香糖的甜不会增加机体的糖负担。

还有人担心嚼口香糖是否会引起方脸（面肌粗壮）。对年轻人来说，的确会。过多的咬合动作的确增加了咬合肌的肌力，促进肌纤维增强、增粗。但对30岁以上的人来说，并不会引起肌肉增粗，因为人到了这个年龄，肌肉的生长缺乏生长激素的配合，而咀嚼运动能延缓面部肌肉的衰老，这正是嚼口香糖的另一好处。

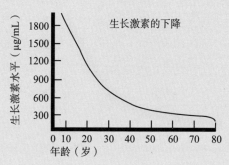

这里我们总结一下嚼口香糖的好处：①通过咀嚼肌的活动，增强咬合能力，增加牙齿强度，有利于对食物的咀嚼、粉碎；②咀嚼运动能活跃面部神经、血管和肌肉，延缓面部衰老；③能清洁牙齿，减少龋齿发生，保证消化道第一关卡的健康；④嚼口香糖的过程一定伴随着消化腺的分泌，促进了消化腺的活跃；⑤增加了吞咽动作，促进了咽部及食管的活动，这会在一定程度上带动食管以下消化道的蠕动；⑥吞咽动作还会挤压咽部，特别是对肿

大的扁桃体更是一种"按摩"，有利于咽部清洁，有利于咽炎及扁桃体炎的治疗。

·关于脾脏·

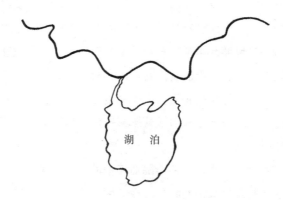

湖 泊

我们只能用"大江大河边上的一个湖泊"来比喻脾脏的性质和功能。

 认知要点

> 脾脏是人体的一个小仓库。具有造血、储血、滤血和免疫的功能。它就像是大江大河边上的一个湖泊。

对于脾脏的认识，也许更多的人是从"脾胃"一词中获得的，"脾胃"主要是指消化道的功能，是中医学的一个脏腑概念，与现代医学的脾无关。现代医学的脾，也与脾气无关。它是与血液功能关系密切的一个器官。这个器官有什么作用和价值，您就想象鄱阳湖对于长江流域的价值吧。人体的系统很复杂，也很特别，但是，和大自然系统还真有点像。

医学认知

1. 脾脏组织很松软。充血等情况可以让它变得很大，它是人体的"血库"，可以在一定范围内调节血容量。但它又很脆弱，当受到暴力打击时易破裂出血，特别是肿大的脾脏更脆弱。有时不得不切除它，一是因为它的功能可替代，二是切除很方便。

2. 脾，在胚胎的早期是重要的造血器官，但自骨髓开始造血后，脾渐变为一种淋巴器官。它可以产生淋巴细胞，还能制造免疫球蛋白、补体等免疫物质，发挥免疫作用。脾内仍含有少量造血干细胞，当机体严重缺血或处于某些病理状态下，脾可以恢复造血功能。

3. 脾具有滤血功能，能清除血液中的异物、病菌以及衰老死亡的细胞，特别是红细胞和血小板。因此，脾功能亢进时可能会引起红细胞及血小板的减少，必要时也常常切除它。

4. 脾静脉与门静脉相连，所以，当门静脉高压时，脾脏会受累，必要时可切除脾脏，或阻断脾动脉，减轻门静脉的血流压力。

5. B 超可以方便、可靠地判定脾脏的状况。

 我们的建议

1. 避免腹部受到暴力等外伤。

2. 注意门静脉压力变化对脾脏的影响。

3. 避免一些可能被微生物污染的食物，特别是一些可能含有寄生虫的食物。熟食更好。

保健答疑

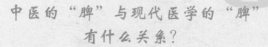

中医的"脾"与现代医学的"脾"有什么关系?

现代医学的脾脏与中医的那个"脾"没有关系。中医学关于"脾"的表述是这样的:脾主运化、升清和统摄血液,并被认为是"后天之本"。它更多的是指肠道的消化吸收功能,同时还包括了肝、胆、胰等器官的功能。至于"统摄血液"的功能可以这样理解:当机体营养不良或因疾病引起了脾脏肿大,这时机体常伴有各种出血,于是,就有"脾统血"一说。这样的表述在当时应该说是一个了不起的成就,只是现代人不能拘泥于过去的表述,更不可把传统中医学所说的"脾"与现代医学所认识的"脾"相混淆。

·关于肾及肾上腺·

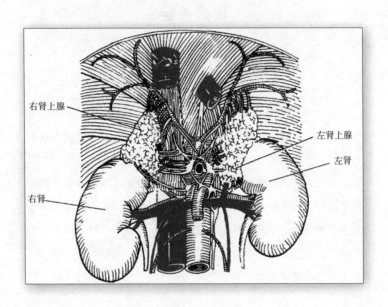

右肾上腺

左肾上腺

左肾

右肾

 认知要点

肾是机体的一个排泄器官；肾上腺提供生命的助燃剂。

说起肾脏，很多人想到的是"肾亏"。不知为什么，人们很
能理解"肾亏"这个词。人们总是在说"我肾亏"。肾很重要，
但您的"肾"亏不了，否则，您离不开医院了。这里，要明确一
点：肾脏与性功能无关，只是肾上腺分泌的激素参与了部分性功
能的调节。您需要对肾、肾上腺有个重新的认识。

医学认知

1. 肾和肾上腺很重要，还好，它们各有 2 个，大自然已经为人类做了备份。肾功能有很多的储备，单个肾也能承担起所有工作。肾位于腹后壁，脊柱的两侧，一边一个，形如蚕豆；肾上腺位于它的上方，是个独立的器官。

2. 肾是泌尿器官，肾脏的基本功能单位是肾小球，流经肾脏的血液经过肾小球。肾小球滤过血液中的代谢产物，产生尿液。肾功能衰竭的患者进行的血透就是人为地完成这一过程。

3. 尿液由肾小球产生，经肾小盏、肾大盏、肾盂的汇集，进入输尿管，然后进入膀胱贮存，到了一定的量，膀胱胀大，刺激大脑，产生尿意，然后排尿。

4. 尿液中的一些成分有时会形成结晶，然后形成结石，称之为尿路结石。这些结石因为成分的不同，在形态、硬度上各有不同。结石可以损伤相邻组织，造成疼痛、出血、炎症，甚至阻塞尿道。当然，尿路结石的位置不同、大小不同，其造成的后果和治疗的策略也有不同。

5. 肾上腺是内分泌器官，分泌多种激素，让机体产生兴奋，影响糖及水钠代谢，还能产生一些雄激素和少量雌激素。

6. 这里的肾不是中医的那个"肾"。但肾上腺分泌的激素还真有点在体内烧火的那种感觉，但也不是中医所说的"肾阳"。中医在过去的那个技术条件下无法知道这个肾上腺的存在，更不可能知道肾上腺的功能。中医的"肾阳"应该是对生命活力的一种概括，不能等同于肾或肾上腺。

7. B 超、CT 能检查肾及肾上腺的形态结构，尿常规、肾功能检查能反映肾的泌尿功能。肾上腺的功能异常会引起机体的很多变化，需要得到医生的帮助。

我们的建议

1. 为保护肾脏的功能，不要憋尿，并注意饮水，避免小便浓缩。

2. 避免摄入一些来历不明，可能有毒有害的物质，谨慎使用药物。

3. 有排尿异常如尿量减少，尿频、尿急、尿痛，或尿颜色改变者应做相应的检查。

4. 为保护肾上腺的功能，不要让自己长期处于紧张和高负荷状态，学会放松和休息。

保健答疑

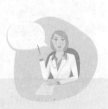

得了肾结石怎么办？

关于肾结石的处理，主要视结石的位置及大小来决定处理方法。肾盏处的结石受网状结构的束缚，很难在重力和尿液的冲刷下下行，哪怕碎石，也很少有机会下行，只要没有引起炎症，尿常规正常，可以暂时不做医疗处理；而处于肾盂及输尿管处的结石，则都有可能在尿液的冲刷和结石本身的重力作用下而下行，这时要视结石的大小和形态选取处理原则。通常结石大于10mm者，自行下排的可能性很小了；而表面光滑，形态相对规则、横径较小的结石，相对容易下行，此时，可以通过增加饮水量、多蹦跳、足跟着地的行走方式以增加结石下行的机会。当然，下行的结石可能停留于输尿管的3个狭窄处。一些中药、针灸可能对这类结石的下行有利，临床常有应用。而结石较大，或已嵌顿，产生疼痛、炎症，阻塞尿路者，则需要其他的治疗，并借助外力取石或碎石，或从尿道逆行取石，或行外科手术取石。

另外，不要相信所谓"化石"的治疗。目前没有任何理论和方法能够使结石溶化。

前列腺是不是中医所讲的肾？如何保健？

中医没有关于前列腺的记载。中医的"肾"可能包含了部分前列腺的功能，只是没有必要把二者加以联系。关于前列腺，它位于腹腔底部，是男性产生精液的场所，尿道穿越其中，所以，前列腺增生肿大者往往发生排尿困难。对此，需要在年轻时开始注意前列腺的保健，主要是避免会阴部的长时间充血，特别是性想象、手淫、性生活等引起的充血。性生活之后要注意平卧，时间越长越好，并辅以提肛、缩肛动作，以利于会阴部血液的回流。另外，前列腺的保健还要先排除前列腺癌。随着年龄的增长，前列腺癌的发生率会有所增加。不过，幸运的是，前列腺癌一般恶性程度不高，通常还会出现诸如会阴部坠胀、疼痛、血尿、血精或射精痛等症状而被早期发现，临床治疗效果可靠。B超是最常用的前列腺检查方法，有异常者再做进一步的医学检查。

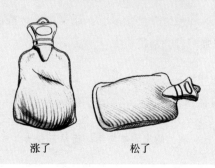

涨了　　　松了

·关于皮肤·

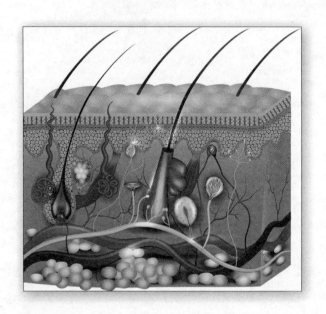

 认知要点

> 皮肤是一个完美的皮囊，它既是一个排泄系统，又是一个空调系统，还是一个感觉系统，还有加工一些物质的能力，关键还有很强的自我修复能力。

每个人都想要一个水润、细腻、爽滑的皮肤。但是，它总是会出问题。以前是痈、肿、疖之类，现在是过敏、斑之类，当然还有皱纹、松弛、不够白等问题。它是您的"面子"，您要好好待它，更要科学待它。

医学认知

1. 皮肤不只是一层皮，而是人体最大的一个器官。它的功能强大得让您难以想象。它很完美、很精致。但放大了看，它很粗糙，也很脏，有汗渍，有油脂，有毛发，还有死皮，更有大量的细菌等微生物。但正因为有这些，才是健康的皮肤，才是它的功能状态。

2. 出汗、分泌油脂以及真皮细胞向表皮细胞的演化，直至最后的脱落，这是皮肤的正常代谢。且这些代谢还需要处于一个合理的水平。皮肤的保健应该围绕这些代谢进行。运动和（或）冷热刺激能让皮肤下的血管得到收缩和扩张的锻炼，这有利于促进皮肤细胞及皮下组织的新陈代谢，也能促进皮肤的分泌和排泄。

3. 皮肤是机体的空调。皮肤通过出汗和皮下血管的收缩和开放来调节机体的散热，维持机体正常体温。出汗，最好是主动出汗，它既活跃了汗腺，排泄了机体的代谢产物，也清洗了皮肤。注意，这种清洗还是由里向外的清洗，是最有效的清洗。当然，出汗后应注意清洁。

4. 体表的油脂是皮肤的重要保护层。它保湿，它还抑菌。失去这层油脂，您的表皮水分会很难保持。性激素水平下降、全身疾病引起皮肤下血管功能障碍等原因都会引起油脂分泌减少。皮肤干燥、皲裂往往与油脂分泌减少有关。日常生活中过多的清洁会进一步减少皮脂，使皮肤失去保护而加重或导致皮肤疾病。

5. 表皮细胞凋亡是机体自我保护的又一种形式。正常的表皮细胞大约以 28～45 天为一个周期进行更新。通过凋亡，让皮肤保持健康，同时，还让附着于表皮的细菌脱落，维持正常的细菌群落。

6. 皮肤接受光照可以促进维生素 D 的合成，是钙质代谢的重要环节。

7. 各种斑、疣、疖等病理现象很多是各种微生物侵犯的结果。体表油脂和脱落细胞是这些微生物的营养剂。皮肤分泌油脂不足、出汗不够，或出汗成分不佳等综合"抵抗力"的下降或衰老，或不注意清洁，或清洁过度，或皮肤代谢慢等，都会增加微生物种植、繁殖的机会，很多皮肤病的发生就是皮肤的代谢比不上微生物的侵蚀速度所致。

 我们的建议

1. 接触自然环境，保持皮肤的自然生态，让皮肤接受阳光的洗礼，也要让皮肤接受大自然的微生物，实现皮肤与自然的和谐。

2. 出身汗，受点冻，是保持皮肤健康的最佳方法。

3. 适度清洁皮肤，不可清洁过度。清洁也要注意"损益曲线"的变化。

4. 避免洗澡水温过高。

5. 尽可能少用沐浴液、香皂等洗涤用品，非必要时不可用抗菌、抑菌型的洗涤剂。

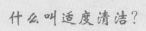

保健答疑

什么叫适度清洁？

皮肤可以"脏"，也必须"脏"，但不能长时间"脏"。脏的时间一长，一定会滋生病菌，也不利于皮肤汗液的排泄，所以"脏"

了之后，得及时清洁。清洁皮肤一方面可以去除外来的微生物，另一方面可以清理皮肤的分泌物和脱落细胞。但是，清洁皮肤不能损伤皮肤外层的结构，包括外层的角化层、油脂，以及正常的细菌。因此，洗澡水不能太热，不能使用酸碱度过大的洗涤用品，也不要清洗得太频繁、太用力。

冷热水交替洗澡有什么好处，为什么？

皮肤是全身最大的器官，皮下血管布满全身。"冷热交替"会直接刺激血管收缩或扩张，增加其反应的灵敏性和力度，使血管得到锻炼，从而有利于皮肤本身代谢，有利于出汗和机体的体温调节。其实，人类的先祖都经历了忍热受冻的生活过程，接受冷热刺激已经植入了人类的"基因"。当代人已经享受了这么多的安逸生活，偶尔让肌肤接受冷热的交替刺激，让皮下血管运动一下是很有必要的。

冷热水交替洗澡可通过对面部皮肤的刺激而达到很好的美容效果。另外，在冷水刺激时，阴囊会强力收缩，与性活动相关的血管也会得到锻炼，这有利于阴茎的勃起，直接增加性功能。

但是，切记，刚开始洗冷水澡不可时间过长，用"药"过猛。如果您的皮肤血管还没有很好的收缩能力，冷水澡会把体内热量带走，造成低体温，产生严重后果。

手脚冷及怕冷怎么办？

皮肤的冷热直接与皮下血管的血流和汗腺的活动有关，它们受植物神经的支配，体温、血压、血容量、环境温度、心理、运动、药物、体内激素水平、某些疾病等都会影响皮肤的血管和汗腺活动，出现冷、热、出汗等变化。手脚冷及怕冷主要有5个方面的原因：①机体产热不够，无法温暖四肢；②植物神经功能不良，没有调节好四肢的血液循环和出汗机制；③各种原因造成的手脚心出汗过多，导致手脚散热过多而使手脚怕冷；④末梢血液循环不良；⑤自身感觉出现异常，四肢温度在正常范围之内，但自我感觉"冷"。

对于第一条，要注意排查产热不足的原因，请咨询医生。但食物摄入不足也可以造成热量供给不足。只是，如今食物充沛，能量摄入应该不成问题，但"节衣缩食"的朋友要注意这一点。

对于第二条和第四条，与现代人的生活状态有一定的关系。现代人长期处于恒温状态，运动又少，血管、汗腺的调节能力下降，出现手脚冷及手脚怕冷的情况经常发生。您能做的主要有以下两条：一是运动，因为运动后机体产热增多，会让周围血管开放；二是冷热水交替洗脸、洗手、洗脚，甚至洗全身，这直接刺激了皮肤及皮下的血管，使其收缩和扩张。当血管收缩、开放自如后，相信您的手脚就不会冷了。

至于第五条，它有多种原因，有的是现代人的生活方式引起的感觉异常和调节能力下降，有的是糖尿病等疾病造成了末梢神经的损害，有的是年老体衰引起的感觉异常等。

对于第三条，请咨询医生，查找一些隐性疾病的存在，如甲状腺机能亢进、糖尿病等。不过这些疾病通常还会伴有其他的症状，不必因为一个手脚怕冷的表现而纠结于是否存在疾病。

敏感性皮肤怎么办？

　　敏感性皮肤这一概念在医学界没有很确切的定义，但是，患者往往有确切的感受："我的皮肤就是敏感。"对此，我们建议先要做两个判断，一是要明确是否为真正的"皮肤过敏"。"皮肤过敏"是一种变态反应，由过敏源进入机体后，引发抗原抗体反应，临床可见红斑、丘疹、风团等体征，常伴瘙痒；二是要排除一些皮肤疾病，如一些湿疹会让皮肤变得很敏感。而敏感性皮肤通常易受到各种因素的激惹而产生刺痛、烧灼、紧绷、瘙痒等主观症状，皮肤外观正常或伴有轻度的脱屑、红斑和干燥。敏感性皮肤的成因很复杂，机理也没有完全清楚，以下建议应该对您有所帮助：

　　1.冷热水交替刺激皮肤。这会使皮下血管得到有效的收缩和扩张，有利于皮肤的代谢。

　　2.建立皮肤正常的菌群。我们发现很多敏感性皮肤患者都存在过度清洁皮肤的现象，这样做，既破坏了皮肤角质层、皮脂，也破坏了皮肤的正常菌群，所以要让皮肤多接触自然环境的细菌，这一点很重要。当然，应避免接触致病菌，防止被病菌感染。

　　3.适当刺激皮肤，这可以提高皮肤反应的阈值。我们有很多用针灸针集束刺激皮肤治疗皮肤过于敏感的病例。

　　4.保持心情愉悦，保证充足的睡眠，避免疲劳，适当出汗，给皮肤以良好的代谢环境。

　　5.饮食宜碳水化合物为主，多饮水，多吃水果，急性期忌辛辣鱼虾，慢性期患者在多种饮食的基础上，应慢慢适应各种辛辣刺激性食物及多种蛋白食物，但要注意循序渐进，并根据经验进行个体化调整。

6.症状表现严重者应注意防护，避免不良刺激，必要时应对症治疗。

7.当机体出现"整体机能状态"的病理性改变时，请接受中医治疗。

总之，给皮肤一种自然的环境，一些自然的刺激，如此，才可能拥有健康的肌肤。

·关于免疫力·

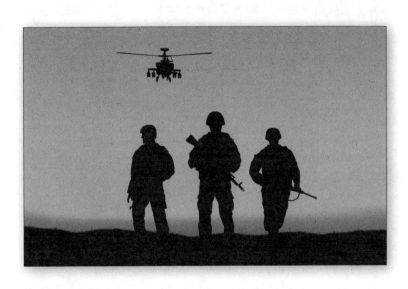

 认知要点

机体的免疫力应该不亢不卑，取中庸之道。这好比军队，需要给予必要的支持，并经常地训练。

　　免疫力是生命所系，是生命安全的保障。它的重要性可以拿一个国家的军事力量来作比喻，一是对外，保"家"卫"国"，预防入侵；二是对内整肃纪律，维持秩序。增强国防实力是我们的向往，增强免疫力也成了我们每个人的愿望。那么，如何增加免疫力？增加免疫力有代价吗？如何管理和利用免疫力？

　　事实是：免疫力重要，但免疫力不是越强越好。

医学认知

1. 正气存内，邪不可干。这里的正气一部分就是指免疫力（另一部分为生命力，即生长、修复的能力）。您的机体源于自然，并需要自然的支持，但又需要与自然保持一定的距离，保证机体的独立和安全。

2. 机体的免疫力说到底就是机体与自然关系的总和，是机体与自然在长期磨合中沉淀下来的结果，所以免疫力与年龄、性别、遗传、环境、营养、运动、心理、休息、经历等多种因素有关。这种关系因种族、个体的差异而有所不同，而且还存在各种冲突和再平衡，需要动态分析和把握。

3. 免疫的作用在于能识别和排除异己物质，包括外来异物、外来微生物，体内衰老、变性的细胞和一些废用的物质，以维护生命的相对平衡和稳定的状态。免疫反应的结果通常对机体有利，但有时也会有害，如，发生一些自身免疫性疾病。

4. 免疫包括特异性免疫和非特异性免疫，前者是经后天感染或人工预防接种而获得的抵抗感染的能力，具有针对性；后者是先天固有的，不具有针对性，如组织屏障、细胞的吞噬及体液中的酶类物质等。预防接种是一种特异性免疫，针对某一种疾病有效，目前主要是针对一些常见的病毒感染性疾病和部分细菌感染性疾病。

5. 免疫疾病有三种，第一种是免疫过敏，即反应过度，对不应该引起反应的物质做出了反应，造成对机体的损害；第二种是对机体自身的某些组织或物质发起免疫攻击，即变态反应性疾病；第三种是免疫缺陷，是指由于免疫功能降低或缺失，引起机体感染和恶性肿瘤等。免疫缺陷可分为两类，一类是先天具有的；另一类是后天获得的，艾滋病就是病毒侵犯了免疫系统而使机体缺失免疫功能的一种后天获得性免疫疾病。

我们的建议

1. 持之以恒的运动和充足的睡眠，有助于增强人体免疫功能。

2. 保持积极、乐观、愉悦的心情，经常微笑，愉快的社交有利于免疫系统的健康。

3. 日常饮食要均衡。饮食多样，吃五谷杂粮，多吃蔬菜水果、蛋类、乳制品、鱼等含蛋白质丰富的食物，增强体质；平时要注意喝水，避免缺水对代谢的影响。同时要做到戒烟限酒。

4. 多接触自然环境。接触自然环境中的微生物，以维护机体的自然菌群，并接受光照以刺激人体皮肤合成维生素 D，提高免疫力。同时，做到"三分饥和寒"，让机体经常得到锻炼和适应。

5. 不要滥用抗生素。滥用抗生素可能破坏机体自身的正常菌群，降低自身免疫力。同时，抗生素还可能产生一些毒副作用和过敏反应。

6. 对于过敏反应，先适应它，没办法就远离它，最后才是医学干预。

保健答疑

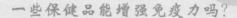

一些保健品能增强免疫力吗？

有报道认为大蒜、蜂胶、螺旋藻、蘑菇、番茄、芦荟、柠檬、蜂蜜、茶等能增强免疫力，但医学上一直没有一致的结论。其实，免疫力一词本身就很宽泛，医学不可能给出"XX 保健品有利于免疫力的提高"这样的结论。关于保健品和免疫力，可以从以下两方面来理解：一，从饮食多样化的角度来分析，这些食物含有各种维生素和微量物质，有利于机体代谢，有利于免疫力的提高；二，这些食物含有大量的维生素C等，有利于对抗一些有毒有害物质的氧化。另外，需要说明的是，大蒜素的抗感染和抑菌作用已经得到经验和一些实验的认可，生活中应用较为普遍，但这种作用不是增强免疫力，而是类同于抗生素的对抗性治疗。

一念之间

一位奶奶带着5岁的孙子就诊，一进门就打招呼，前面的患者刚看完，她就不顾其他患者的存在，要求马上给她的孙子诊治。我示意她还需要等几位患者。稍后，她的小孙子以为轮到他了，只是没想到抱着孩子的那位母亲自己也需要诊治。这时，这个小男孩子受不了，上前欲抢座位，并踢那患者，我们制止他，他就犟，于是，她奶奶骂、打，更有周边所有人的评论。"孩子不听话""没有礼貌"成了当场所有人的共识。这时，我说了一句：这孩子很聪明，他是在帮他奶奶争取没有得到的利益。这时，孩子大哭，并打他奶奶，最后还说，"我不要你管，你是坏奶奶"。奶奶只有尴尬地离开，孩子更哭。幸好，有一个患者说："这孩子缺少爱。"并帮我安抚了那个孩子，完成了治疗。

事后一直担心我的直白会不会给他们带来不利。第二天，孩子满面阳光地和他奶奶来到我的诊室，从言行中表达了对我的尊重和感谢。他奶奶也对我表示了感谢。诊室里充满了阳光。

假如我当时没有指出他的内心想法，这个孩子就会恨周边的人，然后还会因此而恨整个世界。

善恶一念之间。

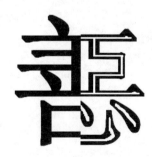

心灵的阳光——爱

阳光驱散黑暗，阳光温暖世界，阳光促进万物生长。我们的生活和生命离不开阳光。但是，我们好像更需要篝火，更在乎"火"给我们带来的力量。的确，火能煮饭、取暖，还给我们带来了光、热和动力。于是，我们好像可以忘记了太阳的存在。但是，我们知道，我们离不开太阳，太阳带给我们的，远比篝火多得多。

心灵也需要一个太阳，那就是爱。它像太阳普照大地，它像太阳一样光芒万丈，它像太阳一样只是给予，它像太阳一样创造万物，它像太阳一样带来丰收……也许这样的说辞过于空洞，但只要经历了一段没有太阳的日子，或经历了一段没有爱的生活，就一切都明白了。

但是，我们的心灵更多地羁绊于一样东西，那就是财富，它像篝火一样能给我们带来很多实惠。但是，篝火会熄灭，就像财富会失去一样；篝火会有意外，烧到不应该烧的东西，就像金钱有可能惹出各种事故一样。

爱是永恒的。我们每个人心中都有爱，它像太阳一样不能被占有，也像太阳一样不需要我们争取，但要我们去理解，去感受，并感恩它，它会带给我们一切。爱带给我们的享受不是财富能给到的，正如篝火不能代替太阳。

有爱，心里就阳光。

·关于心理·

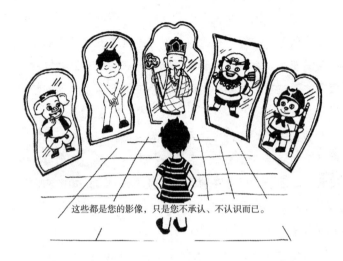

这些都是您的影像，只是您不承认、不认识而已。

 认知要点

本性可改。

随着社会的发展，心理及与心理相关的问题正越来越被人们所重视。物质文明再怎么发展也无法满足人们的心理需求，解决人们的心理问题，甚至还会加重人们的心理负担。人有一个躯体，还有一个灵魂。灵魂只能用"心"去认知、去安抚，而这种认知和安抚又不能形同过去的"劝说""安慰"，或者是"八卦"，它应该基于逻辑和实证，基于对规律的把握和应用。从王阳明心学，到现代的心理学研究，都表明"向内自省"的重要性。

医学认知

1. 人的心理很复杂。您有认识外界的感官，但缺乏认知自我的机制，所以，您很难认识自己。还好，您有一颗会思考的大脑，并在有些时候，您还勇于承认并不认识自己。当然，我们知道，您的思考、选择、决定等，很多不是您主观意志的结果，有的是习惯使然，有的是受环境影响，而有的是被诸如性激素这样的微量物质左右。聪明的大脑，可不要太自信了。您的想法，您做不了主，您的行为，也不一定是您的主观意愿。

2. 我们的心理和行为之间存在着互动，我们的心理、行为和社会环境之间存在着互动，我们怎样对待世界，这个世界就怎样对待我们。而我们又存在着行为、言语和心理认知上的偏差，我们每个人都需要一些改变，包括引导、安抚、发泄和自省等。这种心理调适应该比针对心理疾病的治疗更为有效、有价值。

3. 心理学的发展已经揭示了一些心理活动的规律，如巴甫洛夫的条件反射、马斯洛的需求层次理论、行为心理学的刺激与反应的关系、佛学的"四大皆空"等，所有这些，可以帮助我们（包括您）认知您及其他人的心理并纠正心理偏差。

4. 心理咨询只是针对人们在某个问题上的认知缺陷、片面或极端时给予的帮助，帮助人们获得新认知，并通过新的认知克服一些认知思维上的问题。心理问题不是指心理疾病。心理咨询也不是针对心理疾病进行的医治，它更多的是帮助正常人从旁观者的角度、心理学的角度进行分析和思考。

5. 心理咨询师的作用一是倾听您的诉说，让您有机会重述一遍事件或心理过程，这本身也是一种心理调节；二是帮助您从另一角度认知人与事；三是也许还能给出一套改变思维习惯、行为习惯的方法；最后，也许会有一些安慰之词。

6. 运动能很好地调节心理活动。当思维活跃时，最好的方法不是安慰和控制，不是休息，也不是独处，而是运动。因为运动时大脑皮层的思考区域活动下降，大脑变得"安静"。运动通常还会产生愉悦的情绪。

7. 心理疾病，包括焦虑、抑郁、神经官能症以及严重的精神疾病不属于此处讨论范畴。

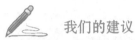 我们的建议

1. "本性难改"是一种借口，本性可以改。请接受心理咨询的帮助。

2. 日三省吾心，或进行各种形式的忏悔，哪怕是重现自己一天的言语和行为都是有益的。

3. 以人为镜，不是做同他人一样的人，而是通过他人看到自己的长处和不足。

4. 心理改变从自身做起，尊重周围的人和事。即佛学所说的"万世皆佛"。

5. 改变习惯，即修行，包括改变行为习惯和思维习惯。改变环境，那是需要能力和机遇的，但一定可以改变的，那就是对环境的看法。

6. 保持终生学习的习惯。从接受启蒙到高等教育是学习，而对日常生活的观察和反思，特别是对自我行为的反省更是学习，是增进心理健康的最好方法。

保健答疑

什么样的人需要接受心理咨询？

　　人们通常有一个习惯的错误认识，即有心理问题的人才接受心理咨询。其实，心理咨询主要是纠正人们在工作、学习和生活中的认知偏差，宣泄心里的不良情绪，这是每个人日常生活中都可能遇到的问题。心理咨询是通过向咨询师倾诉内心的感受，在倾诉的过程中内观自己、认识自己、提高自己，当然，合格的心理咨询师还会引导您的倾诉，发现问题后，也会在恰当的时间，用恰当的方法和语气给予提醒，并适当修正一些偏见。所以，正常人更适合接受心理咨询。相对而言，针对心理问题的咨询，并不是心理咨询工作的主要内容，而精神疾病引起的心理问题，需要得到精神科医生的诊断和治疗，不能通过心理咨询来解决。

心理学是一门怎样的学科？

　　心理学首先是一门遵循逻辑和实证的学科，只是现在对心理的认识很不足，正如生物医学里也有太多的未知。但是，"心理"的面纱正在被揭开，各种心理学实验和理论揭示了很多心理活动的规律，如一些心理活动与某些物质（如性激素）有关，有些是习惯决定，有些则受环境影响等。王阳明心学的"心外无物"就是揭示了心理学的内在规律，即一切都是因为自己的内心造成的。这似乎很难理解。您可以想象有这样一个患者：他与楼上住户不和，担心楼上的住户使坏，担心楼上故意弄点动静让她睡不好，于是她关注楼上的声音，于是，她听到了楼上的各种声音，这些声音，她原来听不到的，于是，会把楼上偶尔的声响当作是故意的行为。于是，她去吵，求助于亲朋，求助于居委会，或诉之于法律，最后她不得不搬家。但搬家后她还是能听到楼上的声音，因为她已经出现了心理问题。这就是人生之苦，与人为善，才是善待自己。有因就有果，这是有心理学基础的。

　　心理学就是寻找其中的规律，帮助人们摆脱心理的困境，让您的世界更美好。这好像有点佛学里的修行，也有点像儒家"无欲则刚"的告诫。

过去与现在

在过去，食物不易得，以谷物为主；现在，肉食也可得。但身体对食物的需求变化不大。

在过去，有繁重的体力劳动；现在，我们更多的是使用大脑。但机体需要锻炼的不只是大脑。

在过去，房子是透风漏雨的；现在，空调广泛使用。但在享受空调的同时，好像也在付出一些代价。

在过去，以太阳出没为时间单位；现在，我们有一个叫时钟的东西。但节奏的加快也许也得付出代价。

在过去，我们不认识细菌，把各种传染病称之为"妖气"；现在，我们可以"无菌"了。但好像我们又离不开细菌。

在过去，为了一口吃的，必须整天劳作；现在，我们有太多的空暇。但是，我们却不知道如何度过这空暇。

在过去，人员流动是有限的；现在，已经是地球村了，很多东西都共享了，包括疾病。可是，您准备好了吗？您承受得了吗？

变化就在那里。过去有过去的问题，但也有这些问题带给我们的收益。现在有现在的享受，但也有因为享受付出的代价。不过，有一点可以肯定，过去的习惯、过去的保健方法已经不适合当今的保健要求。

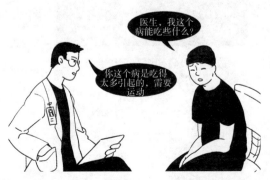

"有人讲……"

有一种证据，叫"有人讲……"。

俗话说得好：不听老人言，吃亏在眼前。是啊，总要听听前人的经验，以利于我们的选择和行动。在涉及健康话题时，"有人讲……"的声音特别多。诸如"某医生用某种方法治好了某种病"等，当然，还会有"我自己的病用某种药治好了"之类，亲测有效，或眼见为实，或屡试不爽。假如是"中医认为……""科学认为……"那就更是不容辩驳了。

在现实社会中，这样的经验有利于社会的连续性，但经验的可靠性以及逻辑上的严密性没有得到重视。针对以上的句式，要注意以下四点：

1. 在相信这些经验前先问一个问题："真的吗？"即"疑而后信"。

2. 人家的问题不一定是您的问题。尽管问题表现一样，但引起问题的原因未必相同。

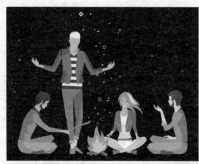

故事可以随便讲，但天会亮，
都得晒在阳光下。

3. 新思路、新技术不断涌现，任何的方法，包括您听说的"有人讲……"都需要与现代技术进行比照。

4. 经验的可靠性永远值得怀疑，"公鸡叫醒太阳"这样的错误也许会以另外一种形式让您相信。眼见不一定为实，亲测也只是偶尔。

"中医认为……""科学认为……"这样的句式，完全是托词之作。这样的"认为"更多的是某一个，或一帮人的观点，没有特殊的价值。

第二章

/

关于生活

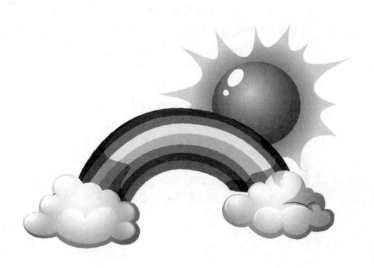

人，只是大自然中的一种动物。人，存在于自然中，似浩瀚宇宙中的一粒尘埃。但是，具有智慧的人还想活得更好。所以，我们每个人的观念、行为需要更多的思考、约束和规范。其实，只要有正常的生活，正常的饮食，正常的工作，就能享受正常的人生。当然，得接受正常的病痛、正常的衰老、正常的死亡。

　　生活中，您总会有很多的习惯，包括思维习惯、社交习惯、饮食习惯、工作习惯等。这里，您的思维习惯，在很大程度上决定了您的行为、您的健康，甚至决定了您的社会状况。这些习惯给您带来了便利，带来了享受，只是，有些习惯可能有悖于医学共识，这时，您可以选择继续这些习惯，但是，您必须明白这些习惯背后的代价，并努力尝试医学建议的方式和方法。若已经有相关的疾病，请尽可能快地改变您的习惯。对于明知的不良习惯，还是尽早修正为要，不要有侥幸心理。闯红灯100次，也许不会有意外发生，但是，请您不要把生命置于这样的危险之下。观念的改变更为重要。

　　需要指出的是，关于健康，医生只能告诉您是否有"病"，但生活会告诉您是否"正常"；而正常的生活反过来又会让您变得健康。

·关于讲卫生·

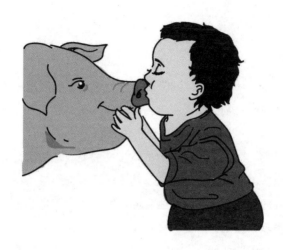

✎　认知要点

脏，很多时候只是您的心理"以为"。不要因此而伤害机体的朋友——正常菌群，也不要因此而浪费您大量的时间和精力。细菌没有您想象的那么坏，病毒也没有您想象的那么毒。

16 世纪 70 年代，荷兰人安东尼·列文虎克发明了显微镜，第一次观察到了微观世界，开启了人类对微生物的新认识。医学有了新的认知和新的领域，人类的健康水平也得到了很大的提高。现在，医学家知道了有一个微生物世界的存在，并具备了很多对抗微生物的方法。"饭前便后洗手"这样的卫生常识已经深入人心，也给人类带来了巨大的健康收益。但是，您真的认识微生物吗？真的认识微生物与机体（乃至人类）的关系吗？也许未必。事实上，豺狼虎豹等猛兽已经不再对人类构成威胁，但是，微生物却常常给人类造成各种麻烦，甚至直接导致死亡。

 医学认知

1. 医学上所认为的"讲卫生"一是要远离病原微生物，二是不要让那些微生物到达不应该到的地方，三是避免为一些微生物提供生长环境，防止微生物的过多生长。

2. 目前，生物学上所认识的微生物主要包括细菌、病毒、霉菌、支原体、衣原体、寄生虫及其虫卵等。它们与动物、植物以及人类共同组成了地球这个生物圈。细菌和病毒是最主要的微生物，种类多，数量大。绝大多数微生物是有益的，不是人类的敌人，相反是人类的朋友、人类的帮手，甚至是我们每个人的生命之所系。人类离不开微生物。

3. 生命的过程总是伴随着微生物，它们有的参与机体的正常生命过程，有的则会引发疾病。人体与环境接触的部位都有微生物存在，人体的各个开口处通常是微生物进犯的突破口，如皮肤、眼睛、消化道、咽、鼻、生殖道等。这些部位正常的微生物是健康生命的基础，且能减少致病性微生物的入侵。

4. 在一个没有微生物的环境下长大的孩子对各种微生物的侵袭是没法抵抗的，这是很多孩子体质差的一个重要原因。微生物的世界是不会"真空"的，没有寄生虫，还有细菌；没有细菌，还会有病毒、霉菌、支原体、衣原体等；抵抗了常规的病毒，还会有变异的病毒。微生物是人类必须面对并接受的一个环境问题，有的微生物还能被人类利用。

5. 人体内不应该存在微生物的部位自然有相应的屏障阻挡微生物的进入，有的有致密的组织阻挡，有的有清洗系统（液体不断地外流），像皮肤组织还能通过自我脱落的方法保证机体的健康。血液及其他体液内有很强的抗菌、抑菌物质，它们保证了机体内环境的相对稳定。所有这些，我们称之为机体的自净系统。

6. 机体还有完备的免疫系统，可以消除大部分入侵的微生物。在过去，一些躲过免疫系统的微生物会致人死亡，人类只能听天由命。但现代医学可以通过主动免疫、机体支持和抑菌、杀菌的方法对大部分的微生物入侵加以控制。

7. 大自然中的致病菌尽管只占少数，但总的数量和种类还是很多，各个地域、各个宿主（包括人类自己）都带有相同或不同的致病菌，并给我们的健康造成了很大的麻烦。

8. 微生物对人体造成的损害，一是少数致病性微生物造成的损害，致病性微生物以它们各自的"喜好"，侵犯人体的不同部位，并造成各种后果。肺炎、肝炎、脑炎、脑膜炎、咽炎、生殖器疱疹等都是由不同的细菌或病毒造成的特定部位的损害，从而引起特定的临床问题；艾滋病病毒则侵犯了免疫系统。二是微生物到了不应该到的部位而造成损害。三是微生物群落的构成发生改变也会造成损害，如肠道菌群失调等。

 我们的建议

1. 接触或可能接触病菌者，应注意清洁。常用的"七步洗手法"（见第 125 页）值得学习掌握。

2. 少用清洗剂，爱护（尊重）微生物环境，避免对正常菌的杀灭。

3. 多饮水，保证呼吸道、消化道的正常分泌，保持尿液对泌尿道等的清洗。流水不腐，户枢不蠹。

4. 适当清洁机体，保持干净、干爽，避免微生物过多生长。

5. 多亲近自然，多接受自然环境下的微生物，让机体拥有正常的微生物环境。这是阻挡致病性微生物的最好方法。希望您能接受图中的场景。当然，对于陌生的、荒野的环境还需要谨慎，避免无防护的接触，避免特殊微生物的入侵。

6. 避免进入人口密集的环境，特别是医院这样的场所。这些地方，致病菌相对密集。请注意疾控中心的警示。

7. 万一感染上致病性微生物，或某些不应该有微生物的部位出现了微生物，且机体的自净系统又无法清除时，请接受医学帮助。现在已经有很多手段可以明确致病菌的性质，也有很多手段用来对付致病菌。抗生素的发现和应用为细菌性疾病的治疗打开了全新局面。但要注意抗生素的适应证，注意副作用，并注意对正常菌群的损害。还是那句话：一切总有收益，一切总有代价。

保健答疑

细菌和病毒有什么不同？

细菌是利用营养成分进行繁殖的，它是一个完整个体的复制；而病毒是植入细胞内盗取其资源进行繁殖的，其本质只是 DNA 或 RNA 的复制。因此，二者存在的位置完全不同，细菌在人体的细胞外，而病毒则侵入到细胞内。所以治疗策略和难易程度也完全不

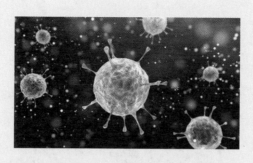

同。细菌的治疗相对容易，有脓有痰还能清洗或切排；但病毒的治疗就难多了，目前最可靠的方法是免疫，一种是人工免疫接种，另一种是自然免疫，就是各种感染后自身产生的免疫能力。部分自然免疫反应较大，就会出现严重的发热等症状。在生命初期的孩子初次接触病菌，通常都会有相应的免疫反应，所以经常生病。微生物侵入机体后的变化，因为其种类的不同和机体免疫状况的差异而有多种表现，甚至其结果也不同，如各种类型的病毒性肝炎。

干净不好吗？

讲卫生，很重要，它可以避免微生物的大量滋生，但不能太认真。很多人把讲卫生当作"理所当然"，各种消毒和隔离层出不穷，甚至有人设想家里的洗衣机最好也能一人一台。有一对夫妻，有相当的微生物知识，他们的生活，那应该是最"讲卫生"了，有了孩子后，他们的微生物学知识和实验操作习惯在生活中得到最准确的应用和最严格的执行，孩子也健康长大。但是孩子一岁半，问题出现了，孩子发生了腹泻，久治不愈，遍历专家无效，于是请教导师。导师没有化验和检查，而是让他们放弃无菌操作，腹泻自愈。由此可见，孩子的成长也需要微生物的参与。

·关于水及饮水·

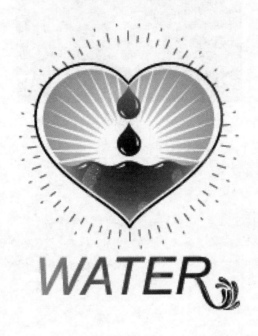

 认知要点

> 久不下雨的河道一定不会干净。久不喝水，机体的血管就难以干净。那是清洁机体的河道，那是营养全身的"运河"。

水对人体很重要，但人们更多的是关注营养：早上起来一杯奶，放学回来一个鸡蛋……而事实上，饮水比营养更重要，海难获救者第一时间给予的是水，而不是食物；很多小儿腹痛，往往是缺水引起的肠道绞痛。您需要对水和饮水有一个全新的认知、全新的关注。在喝奶、吃鸡蛋之前，先喝水吧。

 医学认知

1. 人体内有很多的水，体内的各种管道流的大多是水。血管里流的是血液，但主要成分是水；胃肠道消化的是食物，但是需要大量的水；尿道排的是尿液，但主要还是水。皮肤、骨头，甚至毛发都需要水的滋养，其水的含量往往超过您的想象。

2. 人体需要水，喝水是最主要的补水方式，而食物中也含有水分，机体代谢也能产生一定的水，医学上叫内生水。随着年龄增长，各种消化酶的活性开始下降，代谢减慢，内生水量减少。这也是中年人杯子不离手的原因。

3. 现代医学明确了机体水平衡的机制，通过静脉补水，为补水提供了一条紧急情况下的途径，大大提高了维持生命的能力。

4. 血液是平衡水液代谢的中介，维持 0.9% 的晶体渗透压，并把水分配到需要的组织器官，参与组织代谢，形成消化液、分泌物、汗液、尿液等，多余的就会增加小便的量，从小便排出，这时，尿液就变清了。喝下去的水很快会进入血液循环，并输布全身。喝下去的水分子大概 4 分钟左右就可以在尿液中检测出来。

5. 水除了保证机体代谢之外，还用来清洁机体的各种管道。尿液清洗尿道，泪液清洗眼睛，唾液清洗口腔，甚至呼吸道也需要水来清洁，形成痰液排泄等。

6. 机体一方面不断补水，另一方面又在随时失去水，主要有尿液的排泄、出汗、呼吸蒸发等途径。大便也会带走一部分水分，当大便变稀时，水分丢失增加，若大便次数增加，则会出现因为水分丢失所造成的损害。鱼儿需要在水中生活，人类则需要组织器官保有应有的水分。一旦失水，结果应该是一样的。

7. 是否需要补水，只看一条，那就是小便。小便少了、黄了，一定是缺水了，需要补水。只是小便的这些变化是滞后的，但它说明您以前的时间里补水量不够，要增加饮水量了。

8. 口渴是缺水的又一讯号，是因为缺水而造成唾液分泌减少。但口渴与缺水之间有延时，所以，不能等口渴了再补水。另外，还需要说明的是，口渴与缺水的程度没有绝对关系，个体差异很大，个人的习惯、环境都会影响口渴的感受，如，紧张时人们通常不会感觉到口渴。唾液腺疾病也会造成口渴。

 我们的建议

1. 早上起床后应先补水。一个晚上过去，机体失水很多。另外，需要注意的是，开始几口不应大口狂饮，因为胃肠系统也许还没有"醒"。

2. 正餐前（半小时左右）饮水。这样可以保证消化液的分泌，为接下来的消化食物作准备。

3. 餐后可以分批少量进水。

4. 运动之前及运动中应额外补水。

5. 不能等口渴了才喝水，不要等小便颜色黄、量少了再补水。口渴、尿黄尿少都是滞后于缺水状态的。

6. 40 岁以上的中老年人需要更多地补水。

7. 有下列情形者可以减少饮水量：①米饭等淀粉类食物摄入过多者；②运动少，出汗少者；③气温低，衣着少者。

8. 有下列情形者应增加饮水量：①蛋白类食物摄入过多者；②运动多，出汗多者；③气温高，衣着多者。

9. 睡前一口水，夜醒（如排尿）补口水。注意：水温应与体温相当，不会影响睡眠，反而能增进睡眠，它可以稀释浓缩的血液，减少中风等疾病的发生。这符合水代谢的规律。

保健答疑

为什么不能等口渴了才喝水？

这是一个很好的问题，因为我们一向主张尊重自然的安排，按自然的提示进行生活。的确，动物没有医学知识，也没有医生，它们都是口渴了才去喝水的。人类应该也有类似的"提醒机制"。但是，我们还是强调"不能等口渴了才喝水"。这是因为作为智人的"人"，有"人"的多种需求，有强烈的情绪反应，还有很多的欲望，所有这些都会弱化我们机体原有的生理功能，忽略"口渴"这一生理需求的讯号，如紧张时通常不会感到口渴，长期不习惯喝水的人也不会感到口渴。但机体却一直处于缺水的状态，只是机体没有感觉到"渴"。所以，不能等机体口渴了才去喝水。

饮水的温度多少合适？

人体内部的组织温度恒定在37℃左右，饮水温度最好是37℃。太冷或太热都不好，尤其是太热的，容易对口腔、食道、胃的黏膜造成损害，长此以往，黏膜的反复增生容易引起溃疡，甚至癌变。"趁热喝"真不是一个好习惯。而过凉则会影响消化道的功能，严重者可造成胃肠痉挛。一些假中医提出"阴阳水"一说，说是用隔夜的冷水和现煮的热水混合，并赋予各种神化的作用。对此，我们要明确，它只是避免饮水的过凉或过热，这是一些骗子的骗术，与中医无关，与阴阳无关，只能是"骗子说"，而不能是"中医认为"。

选用一些茶饮会更好吗？

选用茶饮，可以调节口味，这有利于我们增加饮水量，这应该是各式茶饮的最大价值。当然，茶饮也可以提供少量的微量元素，也许对机体有利。具体茶饮品种的选择，一要根据自己的口味；二要根据传统经验；三要根据现代医学和食物研究的结果进行选择，如，柠檬水治疗坏血病，用"玄银茶"来治疗慢性咽炎等。但是，除了医学需要外，应避免单一品种饮用，多样为好。

水中毒是怎么回事？

水中毒是指机体所摄入水总量大大超过了排出水量，以致水分在体内潴留，引起血浆渗透压下降和循环血量增多。临床上又称稀释性低钠血症，较少发生。其症状取决于摄水过多的速度和程度，可分为急性水中毒和慢性水中毒两类。程度较轻者，停止水摄入，排除体内多余水，即可纠正；严重者可导致神经系统永久性损伤或死亡。总之，水很重要，但也并非多多益善，尤其要避免大量、快速补水。此处应明确一点，正常饮水，并不会造成水中毒。

·关于饮食·

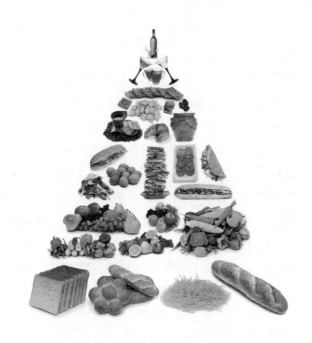

 认知要点

> "命"以食为天,常规饮食只要做到"多样""适量""天然"六字。

食物是生命赖以存活和繁衍的基础。吃,是人类生存的第一使命。人生来就会吃,但是,总有人吃多了、吃少了、吃偏了,还有人吃不下,更多的人纠结于"怎么吃":吃什么更健康?吃什么有助于睡眠?患高血压病、糖尿病、高脂血症者怎么吃?孩子怎么吃？老年人怎么吃？孕妇怎么吃？这里，需要还原"吃"的本质。

 医学认知

1. 进食的目的一是获得热量，二是获得物质。就像一座大楼需要有"电力"供应，也需要有各种物质，大到钢筋水泥，小到五金、办公用品。但是，人类的饮食文化还有两个属性，一是享受美味，二是社交，并体现地位和身份。这两点，其实不是机体的原始需求。

2. 食物主要包括碳水化合物、油脂、蛋白质、纤维素和一些微量物质。下图所示为三种营养物质在消化道不同部位的消化比例。碳水化合物在口腔开始消化（曲线 I），蛋白质在胃里开始消化（曲线 Z），油脂都是在小肠里消化的（曲线 T），所以，蛋白类食物对胃的负担大，而油脂类食物对小肠的功能负担较重。

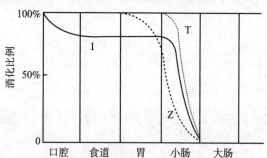

3. 糖，包括米饭、面、薯类等淀粉类食物能很快提供热量，它相当于我们用秸秆烧火，很容易点燃，火很旺，但烧得也快，热值不高，更为重要的是还很容易烧到灶外——引起血糖过高，加重胰岛负担（持续的负担则可以损害胰岛功能）；而油脂和蛋

白类食物则相当于烧火时添加了大块的煤炭，热量多，持久，但也容易积碳；纤维素如同胃肠道的玩具，刺激胃肠的蠕动，让胃肠变得活泼。

4. 蛋白质饮食除了提供能量之外，还能提供构建机体的基础物质，所以，小儿、青少年这样处于生长期的人，以及孕妇、重大创伤康复期者等都需要补充大量蛋白。

5. 机体所需要的微量物质主要从油脂类、粗粮、水果、蔬菜中获得。但微量物质的种类很多，通常我们难以计算需要的品种和数量，而且还有很多我们尚不了解、无法把握的微量物质。为此，我们提议"多样、适量、天然"这六字原则。

6. 食物的色、香、味的配合能增进您的食欲，促进消化腺的分泌。但从营养和能量角度来看，食物没有好与坏，只是糖、蛋白质、油脂、各种微量物质的含量不同，您只要根据机体的需要，在恰当的时间给机体恰当的食物。不过，新鲜、天然的食物通常含有更多的微量物质、更多的维生素等，同时被污染的可能性也少。

7. 进食也不是多多益善，进食的多少与种类应该与成长及运动等付出相平衡，否则会造成另一种的损害。

 我们的建议

1. 坚持"多样、适量、天然"六字原则。"多样"，可以参照"1225"的说法，即一天吃12种以上的食物，一周吃25种以上的食物；"适量"可以保证食物的多样性，也可以保证摄入物质的完备性；"天然"，是指那些加工环节尽量少、贮存时间尽量短的食物。

2.为了更好地获取能量和各种物质，并节省进餐时间，鸡、鸭、鱼、肉、蛋、豆类等富含油脂和蛋白的食物作为首选。但是，这些食物会加重消化道的负担，容易造成消化道的"淤积"，就像汽车发动机久用会"积碳"一样，所以要进食水果、蔬菜等高纤维食物，以利于补充微量物质，更有利于肠道排泄。

3.高脂高蛋白饮食还容易造成热量过剩，引起肥胖，所以，应注意工作性质、劳动强度、生理需要、气候、运动量等对机体热量的需求，并注意动态的平衡，控制好摄入总量。

4.进餐时先拟蔬菜、水果，以利于维生素类吸收，也有利于刺激胃肠的蠕动，有利于排泄；第二步则需要来点淀粉类食物，这有利于"唤醒"消化腺分泌；然后正常进餐，享受美味。

5.消化不良者应减少摄入量，但首先应控制的是蛋白质、油脂类食物，它们会加重消化腺的分泌负担，超过消化腺的分泌能力，就会出现消化不良，也就是人们通常所说的"呆胃"。相对而言，蔬菜、水果类食物可以适当多量进食。

保健答疑

为什么外婆家的东西最好吃？

这是因为机体消化食物的酶系统主要是在学龄前发育完成的，给予什么样的食物就会产生相应的酶系统以消化这些食物。而这一时期，孩子们通常在妈妈的带领下去外婆家吃饭，妈妈也传承了更多的外婆家的饮食习惯，您的口味和酶系统习惯了这些食物。

于是，您当然觉得外婆家的东西好吃。从大的地域来讲，也存在这样的现象，草原的居民，可以把牛奶当水喝，而沿海的人视海鲜为美味。当然，他们也会视对方的食物为佳品，但吃的时间一长，一定会不习惯。总之，您可以追求外面的美味，但是，外婆家的东西一定是最好吃的。

手术后的患者应该怎样饮食？需要有什么忌口？

手术后的患者一般无法进行运动，消耗少，消化能力也相对弱，所以一般饮食上不宜提供过多的热量，也就是以清淡、易消化食物为主，做到少盐、少油脂类、少蛋白质，但食材一定要新鲜，保证富含多种维生素。手术创伤大，需要加强营养的，要根据胃肠道消化吸收能力慢慢加量，在正常饮食的基础上加强蛋白质及微量物质的摄入，注意食材多样化。关于忌口，目的是不要加重胃肠的负担，避免引起腹泻。避免一些可能被污染的食物，以及腌制、熏制等不新鲜的食物，因为这些食物中的维生素等营养物质被破坏较多。其他的忌口内容大多没有得到医学证据的支持。

怎样吃好早餐？

早上醒来，第一步是补水。因为一个晚上下来，您的呼吸、皮肤蒸发，还有您的尿液会带走很多水。第二步建议您吃点水果，这有利于刺激胃肠蠕动，同时，还有利于水果中的维生素 C 等成分吸收，以清洁您的身体。而且，水果对胃肠的影响少，有利于胃肠适应接下来的进餐节奏。有胃病的患者，或自以为不适宜吃水果者，可以先少量、缓慢地进食水果。早餐宜丰盛，既需要碳水化合物，也需要蛋白质、油脂类食物。通常习惯的粥、稀饭配馒头、油条等并不科学，应该是粥、稀饭配蛋类、豆类，或牛奶、豆浆配面包、麦饼之类，能有禽、蛋、肉、鱼等食物，那会更好，您一天的生活和工作都将用到它们。当然，为了快速进入接下来的工作状态，提升工作效率，早餐后来杯咖啡应该是个很好的选择。

注意，在开始早餐前，您睡眼蒙眬，您的胃肠也处于休息状态。所以进水、进水果及进其他食物时，先宜慢，等待胃肠的"觉醒"，切不可把早餐当成"早点"，在匆忙和随便中完成。

转基因食品是否安全？

新媒体"罗辑思维"有专门的一期是关于"转基因"的话题。据他的表述，转基因这个过程在自然条件下时刻发生着，所以不必担心。但是，我听了他的那期节目后，恰恰非常担心。一是因为现在的转基因技术带来的转基因过程发生得太快，大自然几千代、上万代才发生的基因转移，在实验室几小时就完成了，这个速度很高效，但是，到最后，我们人类怕是无法适应的；二是大自然的转基因是无序的，没有"好"与"坏"，但是，人类总是转"好"的基因。这就非常可怕，这种"好"，对个体来说，的确是"好"，对现在来说，也应该是"好"。但是，对整个人类来说，也许是灾难，是不可挽回的灾难；随着时间的推移，或许后果更不是现代人所能想象的。我们还是认为：尊重自然更好。

·关于水果·

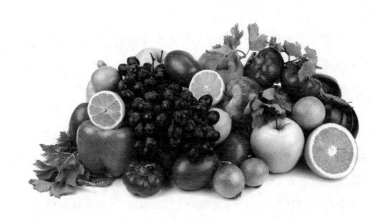

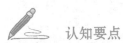 认知要点

> 水果是机体最适合的食物，这可能是人类基因里自带的选项。

什么水果最好？什么水果属热？什么水果属寒？什么样的水果具有什么样的保健作用？诸如此类问题，我们难以一一作答，但以下内容应该有助于您的选择。

 医学认知

1. 水果中的水分较多，同时还含有很多的糖分，可以快速为机体提供能量和水，有利于机体的代谢。从基因上讲，人类的习性更类同于猿猴类，所以，更适合吃水果。

2. 水果含有多种维生素、膳食纤维和矿物质。很多水果是植物的种子，自然界总是把最好的东西留给它们的后代，植物也一样。由此看来，水果的营养能不好吗！

3. 外地水果可能比本地水果更有利于健康，因为外地水果可以提供您不容易获得的营养物质，其价值通常处于健康损益曲线的起始部。

4. 水果的"寒"与"热"没有医学上的界定。您可以根据水果的热量多少、水分多少、糖分多少进行选择。感染性疾病的急性期宜进食维生素含量高、水分多的水果。慢性病患者可根据病情选择相应的水果，如糖尿病患者应选择低热量的水果，并把从水果中所获得的热量计入摄入总热量，并减少主食热量的摄入。部分水果含有一些特殊成分，会对机体产生一些特殊的效用，或引起过敏和不适，对此，应该遵循现代药理学知识来解释，不可以用"寒""热"来鉴定。

5. 新鲜的水果含有维生素较多，而且被微生物污染的可能性较小。

 我们的建议

1. 建议空腹吃水果，特别是早餐前。部分个体对一些水果过敏者，可以采取餐后吃。

2. 榨汁是一种简便的食用水果的方法，适宜于多汁水果，但果汁不应长时间搁置。

3. 个别人对某些水果存在过敏，或不适应，应根据个体经验谨慎摄入，或避免摄入。

保健答疑

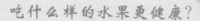

吃什么样的水果更健康？

水果没有好与坏，只需考虑是否适合您。个别人进食某些水果会出现皮肤过敏或腹泻等不适，这时，应避免吃这些水果。但对多数人来说，只要经过少量、缓慢的适应，各种水果都能接受。而且，水果的摄入也应坚持"适量、多样、天然"的六字原则。当然，不同品种的水果所含水、纤维素、维生素、蛋白质、糖以及离子、矿物质的比例不同，影响了水果对机体的价值。对此，根据各自的胃肠功能情况及对水分、蛋白质、糖等物质的需要选择不同的水果。相对来说，榴莲等含有蛋白量较多，而西瓜含水量较多，橙子、苹果的维生素C含量较高。急性发热期的患者由于更需要水和糖，所以更宜选择西瓜、橙子和苹果等。

某些产地的水果特别好，这个有价值吗？

这个是有价值的。因为"一方水土养一方水果"，某些地区的光照、土壤、温度等自然条件以及特殊的土壤物质、微量元素等往往特别适合某些水果的生长，因此，某些产地的水果会有某种特别的营养价值。但是，又不应拘泥于这样的认识。进食多种水果、多个产区的水果往往更为理智，不能迷信一些"传说"，甚至一些眼见的事实也需要更多的思考。曾有一患者来告诉我，某领导因患肝癌回山东老家，吃了大量的山东苹果。结果，半年后肿瘤不见了。于是他们都深信山东的苹果能治癌。对此，我认为，别下这个结论。第一，当初的诊断可能是误诊；第二，患者在老家的确吃了大量山东的苹果，但也吃了山东的大米，还有更多的山东的水、山东的空气，那为什么不说山东的米、水、空气能治癌？第三，那位领导在退休后有失落心理，而到了山东老家会不会有心理变化？有了这些分析，您还能下结论说山东的苹果能治癌吗？

·关于运动·

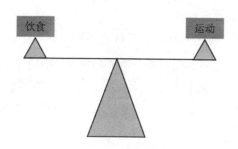

 认知要点

> 运动是一种刻意的练习，只是为了平衡身体的"阴阳"，达到阴平阳秘，精神乃治的健康状态。

生命在于运动。这句话谁都懂，但是，行动起来却很难。第一，运动实在太苦、太累，也太烦；第二，已经有劳动了，那就不需要再运动了；第三，累了，不想运动了；第四，没有时间啊。的确如此，但是，运动如同食物一样，是维护健康的一个必需。关于运动的意义，请您看一下插页的"狼医生"故事（第135页），也许您已经知道了很多。

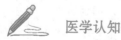 医学认知

1.从本质上讲，在自然的生命过程中，没有运动这一项内容。只是现在的生活太安逸了，所以才需要运动，一是为了调节

机体，二是为了取悦心灵。您只要想象一下一头狮子或一只兔子的生活方式，它们有休息，但更有活动，还有必要时的暴发活动，由此，您也许就能理解运动对生活、生命的意义，甚至您的运动方式也能得到借鉴。

2. 运动对现代人来说显得特别重要，一是因为现代人吃的东西太丰盛，很容易吃得多，需要运动来帮助消耗；二是现在的供水、供气和交通工具使现代人失去了基本的劳动，需要用"运动"来替代；三是现代生活方式用脑过度，也需要用"运动"来平衡。

3. 运动，是指刻意的练习，它要求进行持续的、重复的、有负荷的动作。它不是"劳动"，也不是"玩"。中医讲"阴阳平衡"，运动就是对静止的一种平衡，对所摄入食物的一种平衡。静止太多，吃得太多，就得动。并且是有针对性的动，有方法的动。

4. 运动是刻意的练习，所以，运动就得讲究目的、时间、方法和技巧。有的为了锻炼肌肉，有的为了锻炼关节，有的为了锻炼神经功能，有的为了锻炼心肺功能，有的为了提高新陈代谢，有的为了平衡脑神经活动。所以，运动有四肢运动、关节活动、持续运动、变速运动等。另外，还有调节大脑神经功能的静态运动，如气功、瑜伽等。

5. 注意运动与年龄的关系：25岁之前，生长激素分泌较多，可以有增强肌肉的训练；25岁以后应以保持力量为目的；而50岁以后的运动则以避免功能衰退为目的。

6. 运动，在刚开始时会感到很枯燥，但经过枯燥之后，运动会成为您的习惯，运动后产生的内啡肽能给您带来愉悦。久坐不动，往往是生活沉闷乏味的根源。

我们的建议

1.通常建议每周运动 3 ~ 5 次，做到"有汗出"，并持续 30 分钟以上。但也有"微运动"及短时脉冲运动等方法。总之，运动要达到改变和平衡的目的。借鉴狮子、兔子的暴发式动作是必要的，不管您有多老。但需要量力而行。

2.为了克服运动的枯燥，建议找个运动伙伴，并时常奖励自己的运动行为，如坚持一段时间后，给自己买双运动鞋等。

3.运动强度以不疲劳为度。注意运动时的自我感觉，即运动中可以说话，哼歌；运动后不出现心慌气促；1 小时后心率能恢复正常；运动后睡眠良好，第二日无明显疲乏感。

4.注意运动损害，避免运动过量。大量研究表明，运动时控制好"靶心率"，即心率＝"180－年龄"（60 岁以上为 170－年龄）。同时，结合自身情况分析"健康损益曲线"。对不同疾病的运动有不同的要求和限制，请咨询医生。运动与科学运动的差距很大。

保健答疑

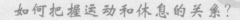

如何把握运动和休息的关系？

要把握好运动和休息的关系，一定要学习心脏的工作方式和运动方式。心脏工作的要点是：工作时短暂努力，剩下的时间彻底放松。您要学会主动休息，在没有劳累之前就先行进入休息状态，然后再进入工作状态或运动状态。另外，还要避免单一运动，以不同的运动方式、运动内容的交替来减缓疲劳的产生，把运动变成另一形式的休息。其实，休息有两种，一种是躺在床上静止休息，让全身各部位处于放松状态，当然，睡眠是最好的休息方式；另一种是兴奋一些日常工作中未兴奋的"点"，包括刺激和活动各种感官、肌肉、关节等，以期在大脑皮层的其他部位建立一个新的兴奋区域，用这个区域的兴奋，来转移"劳累的部位"，以利于疲劳点的恢复。刻意的肢体运动正是兴奋了大脑的不同区域，有利于大脑不同区域的平衡，同时，运动可以促进血液循环，增加大脑供氧，整体上有利于大脑修复。经验证明，运动后能增加睡眠或改善睡眠质量，是一种积极的休息方式。而对体力劳动者来说，可以通过听音乐、唱歌或其他自己熟悉的活动来减轻或消除疲劳，促进恢复，也就是达到中医学认为的"阴平阳秘"的状态。

·关于养生·

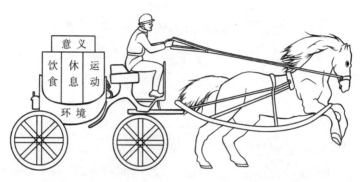

<table><tr><td colspan="3">意　义</td></tr><tr><td>饮食</td><td>休息</td><td>运动</td></tr><tr><td colspan="3">环　境</td></tr></table>

生命需要环境的支持，安排好运动、
饮食、休息，但最后还得有"意义"。

 认知要点

> **法天则地，与宇宙同呼吸。把握好养生的五个要素：环境、运动、饮食、休息和意义。**

　　近年来，"养生"的概念很火，各种养生方法、养生产品层出不穷。也许您已经在怀疑这些养生产品、养生方法了。其实，养生的本质是：关心并尊重环境，安排好饮食、运动和休息，在吃、喝、住、行等方面做到不贪不恋，并保有人生的意义。原则上，法天则地，与宇宙同呼吸；操作上，一是根据木桶理论，尽可能让机体的各个健康板块均匀磨损，尽可能避免短板的进一步磨损；二是根据"健康损益曲线"，把握好量，避免过度、持续、叠加的损害。

 医学认知

1. 生命需要环境的支持，生命更在于运动，生命当然需要饮食，生命还需要适当的休息。最后，生命还要追求一定的意义。养生，就是从这五个方面去寻求，去平衡。

2. 借用卢梭在《爱弥儿》中的一句话：品位会因为极度精细而败坏。同理，养生会因为极度精细而败坏。在"健康损益曲线"中，把 X 视作"养生"，应该同样成立。因为对养生的要求越精细，需要关注的内容就越多，最后您的健康却受困于养生本身。养生方法趋于简约，健康才能趋向完美。

3. 人生需要正常的生活，正常的劳作，正常的饮食，当然，还得面对正常的病痛、正常的衰老、正常的死亡。这是理想的一生。但是，别忘了，人生还充满着风险，这是"正常"的意外，请面对之。不能面对正常的死亡，就不会有幸福的人生，更不会有正确的养生观，也不会有正确的养生方法。幸好，您已经有了一些正确的认识，才有了我们现在的交流。

4. 特别要注意健康损益曲线。任何一种生活方式随着时间的积累，各种损害是呈指数级累加的，而健康收益是下降的，所以，千万别执着于某一种养生方法，更不要让多个不利因素叠加。一切"正常就好"。

5. 如何养生？首先要尊重自然，直面人生。人，自出生以来，在享受大自然的馈赠之时，也一定伴随着种种损益，衰老和意外总在发生，您要尽可能地改变您的健康损益曲线，让收益变得最大，让损害变得最小。能帮助您认知风险、避免风险，减少损害积累、增加健康收益的任何知识、方法都是您需要的养生方法。注意：千万别增加风险。

6.科学的"吃"是养生，科学的"运动"也是养生。假如把吃的食物定性为"阴"，那么，相对食物而言，运动则属"阳"，一定量的食物供给，必须要有相应的运动进行平衡，这就是"阴阳平衡"，这就是养生。

7.古代人平均寿命 30 ～ 40 岁，现代人 80 岁左右。所以，养生保健的方法更要借鉴现代医学、科学的成就。借用现代医学科学知识，正确面对微生物，管理好营养摄入的质和量，防护好运动损伤、工作损伤等。这大概是养生的基本内容。

 我们的建议

1.遵循古人的养生原则，如阴阳平衡、天人相应，法天则地。也就是尊重大自然对生活、身体和心灵的安排。

2.注意营养，但也不是多多益善，做到"多样、适量、天然"六字即可。但对营养过剩者，要控制总热量的摄入，包括任何形式的进补。

3.注意运动。中医讲阴阳平衡，在现代生活方式和生活条件下，运动显得尤为重要。

4.避免频繁或持续地使用某一功能，否则会使某一功能或相应的组织器官损害，违背了"木桶理论"。

5.经常锻炼不常用的功能，避免废用性萎缩。

6.选择适合年龄的养生方法，年轻时要加强锻炼，增加肌肉，中年以后应该避免功能的衰退。

7.拒绝"养老"，通常会"越养越老"。

保健答疑

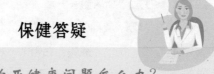

现代人的亚健康问题怎么办？

这是一个很多人都会问的问题。乏力、胃口差、睡眠不佳、大便不畅……诸如此类。这些问题，在排除了疾病之后，很多是因为现代生活方式和生活条件造成的，对此，我们建议如下："不动的"要多动；"已经在动的"，要注意科学性，要有节制。运动，到科学运动是有很大距离的；"多吃的"要少吃；"少吃的"要多吃；还有就是多接触自然环境。总之要达到"阴平阳秘"，实现生活的"正常"状态。至于具体的保健方法，我们有两个基本的态度：一是在古代很少有现代社会的一些健康问题，所以，古人缺乏解决这些问题的方法，但是您可以借鉴古人的生活方式，并用现代医学知识分析其合理性；二是"吃"没那么重要了，因为当代人对于"吃"的问题已经完全不同于古人，食物在品种和数量上已经有了保证，您更需要关注食物的品质和配比。

如何看待中医的一些养生方法？

要谈中医学的养生，先来看一段《黄帝内经》中黄帝与岐伯的对话。

这里，可以看出，《黄帝内经》中所倡导的养生，其本质是要回到自然中去，接受自然的安排。由此，可以想一想在空调的环境下，在以车代步的条件下，机体正在发生怎样的变化，于是，我们也应该知道如何养生了。其实，中医提倡的养生首先要从哲

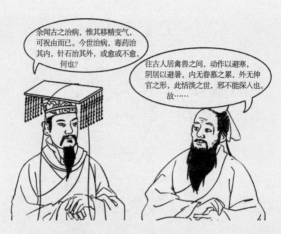

学属性上把握，它具有普适性，它指导了中医学过去的发展，也将指导现代医学的发展，指导现代人的养生。

当然，中医学在经历了几千年的实际应用后，积累了很多经验和方法，如金鸡独立、叩齿百下、五禽戏、各种气功等，这些被人们普遍认可的保健方法，体现了中华民族的智慧，也为中华民族的健康和繁衍做出了它的贡献。

但是，不可否认的是，这些保健方法在流传和应用中，一定是由某个具体的人或学派来完成的，其间一定会掺杂他们个人的理解和"创新"。因此，需要对这些流传的方法加以分析，也就是去伪存真。那么如何"去伪存真"呢？现代医学的一些知识和方法为这种"去伪存真"提供了可能。我们要用现代医学、物理学、化学、生物学等知识分析、论证这些养生保健方法，并尽可能地进行改进。对于不符合现代医学原理，无法验证的养生保健技术，则应疑而后信，不应盲目推广。一定需要应用的，至少应以不能损害机体为原则。

·关于育儿·

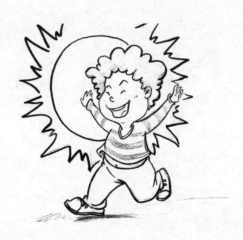

 认知要点

> 孩子的生命好比一个小火苗，很热烈，但很小，需要小心呵护。任何情况下都要给孩子"爱"，注意是无条件的爱。

在开始谈育儿话题之前，您不妨读一段250年前卢梭在《爱弥儿》开篇中的一段话，也许，您能更好地理解我们的意见和方法。

每件东西在离开造物主之手时都挺好，可到了人的手中就会退化，人总是强要淮北的土壤生淮南的蜜橘，强要淮南蜜橘结在淮北的苦枳之上。气候、风雨和季节，他们不管三七二十一，都混淆不分。他们的狗、马，还有奴仆也因此变得伤残不全；所有事情落入他们手中就变得乱七八糟；每件经人们之手会面目全非；他们喜欢畸形和奇怪的东西；他们不喜欢事物保持大自然创造时的天然样子，甚至对他们自己也是如此。在他们看来，就像要给马安上马鞍一样，必须对人加以训练；就像要修剪他们园中的树木盆景一样，必须对人进行塑造。

——《爱弥儿》

孩子的生命是那样的可爱，他（她）的笑、他（她）的哭、他（她）的成长，甚至是他（她）的拉撒都会给您带来快乐，唯独"生病"让您揪心，这就是一种满满的爱，这里也附带着您太多的希望。于是，您会担心，担心他（她）吃不好，睡不好，长不好。关注他（她）的吃、喝、拉、撒、睡，成了家长们的重点。这很好，这是大自然给您的任务。您只需要遵循大自然的声音，接受大自然的安排，一定能养育一个健康的孩子，一个属于大自然的孩子。

 医学认知

1.孩子的生命力很强，他（她）的生命像个"蜡烛火"。火苗温度很高，高脂、高蛋白、高糖都能被高效消化、吸收和利用。他（她）活泼，他（她）灼热，他（她）生机勃勃；但他（她）又弱小，弱不禁风，他（她）需要小心呵护。中医称之为"稚阴稚阳"之体。

2.不妨以老人的生命特征来做个对比。老年人的生命像个"炭火"，温和的很，也容易管理。但是，热量损失一点就会少了一点，所以，老人和孩子的保健策略完全不同。小孩子怕"捂"，老人怕"捂不热"。老人千万别以自己的感受来抚养孩子。

3.他（她）总在旺盛地生长，并不断地从外界获取能量，所以，他（她）需要高频次的喂养。他（她）还不断地学习，除了学习吃、喝、拉、撒之外，他（她）还会学习环境中的一切，这时，周围人的语言、语音、语调、待人、接物、爱好、生活内容、饮食特点等都会植入孩子的生命系统中。所以，要想孩子变成什么样，最好是您自己变成那样！

4. 生病是孩子在成长过程中常有的事，这是孩子认识世界的过程。您总是担心孩子生病，但是，从自然的角度来看，生病恰恰使孩子变得更加成熟和完美。只是您认为的完美与大自然认为的完美有所不同而已。

5. 不要把生活事件当作孩子生病的原因。家长往往把感冒发热归结于开窗、洗澡、着冷、吃冷饮等，并执着于这种因果联系，这往往会导致家长产生错误的观念，采取错误的抚养方式，产生更多的问题。

6. 当然，有时大自然还可能"遗忘"一些工作，或发生各种意外，那就得请另外一个也被叫作"天使"的人来做些补救。现代医学的发展已经让"婴儿成活率"这样的指标得到很大的改善。幸矣！

7. 温热、温饱总是美好的，也很舒服，人类一直在追求温热和温饱。现在，人类基本做到了温饱无忧。但是，处于温热、温饱中的孩子的各种功能无法施展，也无法得到锻炼，正像您在温热的泳池中游泳会感到很累。保持"三分"饥和寒恰恰是健康的基础。只是这"三分"很难把握。其实，您可以想象一个古人的生存、生活状态，以及他们养孩子的场景，三分饥和寒也许就容易做到了。经历自然环境是孩子成长最好的教材。

  我们的建议

1. 尊重自然，遵循自然的生活方式，符合中医的"天人相应"观。大自然给孩子安排的生命过程是那样的完美，您只要不违背大自然的意愿就能养育健康的下一代。这里，需要给大自然留有足够的时间，切不可一味地满足他（她）的需求，该饿的时候饿，该吃的时候吃，该受凉的时候受点凉等等，所有这些都是一个自然的过程，是那个年龄阶段应该经历的内容，不应盲目干预。

2. 尊重孩子。这是您的行为出发点。您冷，孩子不一定冷，您饿，孩子不一定饿。您认为好的，孩子也未必认为是好的。他（她）是一个自由的生命，您不要代替孩子的行为，更不要代替他（她）的想法。

3. 学会等待。等待孩子的适应，等待孩子学习，也等待孩子对环境的反应。这是孩子的成长过程，您要学会"等待"，"等待"其成长。

4. 成熟了再加强。不要给孩子超过其能力的任务，这会损害孩子的机体，也会损害孩子的心灵。

5. 孩子会尽可能地发展他（她）的感官来适应他（她）所处的环境。所以，您不应该给孩子一个舒适的环境，更应该给孩子一个变化的环境。

6. 保证和给予安全，这一点特别重要。注意，这里的安全，不只是您认为的安全，更重要的是让孩子感受到安全——爱。

保健答疑

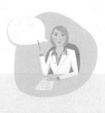

如何备孕？

生命真是奇妙，一个精子遇到一个卵子，于是就开始了美妙的生命之旅。十月怀胎之后，新生命就将诞生。您太希望他（她）

好了，希望他（她）无病无灾，也希望他（她）聪明伶俐，更希望他（她）多才多艺、功成名就。所有这些，您就想从备孕开始，是不是？可是，我们要告诉大家的是：造物主是"自然"，而不是人类，更不是医生。精子、卵子也只是自然的载体，"自然"已经安排了各种机制来保证你们的孩子的健康。正常的生活、正常的婚姻，在合适的年龄、合适条件下怀孕，一定会给你们带来一个健康的孩子。"自然"给到您的，一定是最好的，这个要坚信。但也有个别意外，这个要接受。现代医学的发展也无法预料全部，更无法完全地改变。

你们想备孕，只是反映了对生育下一代的重视，或者只是一种"求好"的心理驱动。但是，医学对生命的了解，对怀孕过程的了解，对生命诞生的了解是很少的，现代的您和我（包括医生）又能"备"得了多少？很多没有"问题"（医学上找不到问题）的夫妇还是无法正常怀孕，正说明了这一点。

基于现代医学的认识，我们只能给出以下备孕建议：

1.请别干扰自然的生命过程，抽烟、酗酒、饮食过多或偏食、缺乏运动等不符合自然要求的行为，请在生育前远离。最好一直远离。

2.你们自己要够优秀，除了您及爱人的身高、身材和品貌等要优秀外，还需要保持开朗、乐观的心态和积极向上的工作、生活态度，等等。

3.建议多运动，因为运动可以让您快乐，也可以促进血液循环，有利于生殖系统的健康。

4.近期有感冒，有用药史（包括中药）者应延后受孕。有辐射接触史、化学物质接触史的要谨慎受孕。具体时间没有统一的标准，总之，远离更好。

5.给予全面、丰富的食物，让母体和生长中的孩子自己选择，这更符合自然的规律。若医学能发现缺什么营养，那就补充什么，仅此而已。不要追求目前医学认知之外的知识。

6.有疾病的人要谨慎生育，听从医生的意见，做好孕前检查，观察胎儿发育情况，在现有医学的能力下尽可能减少畸形儿的出生。这是目前医学对备孕过程所能提供的最可靠保障。

当然，你们可以优化孕期及孩子出生后的生活，包括你们的生活、你们的关系、你们的爱好、你们的社交等，这些将对孩子的未来产生很大的影响。

最后想说的是，别担心，哪怕是一定风险下的受孕，大自然也有选择和淘汰的机制。意外流产就是机制之一。

你们长大了，孩子才会长大；你们成熟了，孩子才会成功。

孩子如何穿衣服？

每天，孩子穿衣服的事，不知纠结了多少家长的心。穿少了，怕冷；穿多了，怕热。特别是孩子刚刚经历了一场感冒，闹了病，那真是不知道如何是好。

纠结，纠结，还是纠结。

先要明确四点：①孩子可以冷，需要冷，但是不可以长时间的冷，这就是三分"寒"（见下文）；②"太热"对孩子的伤害远大于"冷"，而且超过您的想象；③孩子手脚凉，不是需要增加衣服的理由，很多时候恰恰是穿太多的结果，因为太热了，孩子会通过出汗来散热，这时，手脚就是冷的；④挡风远比保暖更重要，只因为孩子的生命是"小火苗"。具体穿衣方法如下：

1."小火苗"温度很高，他（她）又好动，所以，活动时大胆脱衣服，安静时及时加衣服。

2.记住"宽松"二字。千万别给孩子穿得太多，更不要太紧。试试把一个小火苗包住，您就知道结果了。而宽松的衣着在身体和衣物之间会有空隙，身体动一动或抱一抱都会让空气流通，带走热量，这时小火苗又能马上给它加热。这个方法会减少您"多穿一件，还是少穿一件"的纠结。记住，宽松就好。

3.若实在担心孩子受凉，那就在外套上加厚一点，可以随时穿脱。切不可内衣过紧，或穿棉背心之类。

总之，孩子是个"小火苗"，温度很高，但这个火苗很小，非常的小，经不起风和雨，所以要小心呵护。再重复一遍："热"对人体的伤害远大于"冷"，而且超过您的想象。

如何做到"三分饥和寒"？

何为三分？孩子受得了这三分吗？我们大致给出如下几点建议，供您参考：

1.给孩子一个冷的机会。再冷的天气，冻3～5分钟，也不会冻坏孩子，最好每天有几次3～5分钟的冻。如：①换尿布时让孩子感受一下冷，至少不应该开启空调。相反，开启门窗也未尝不可；②洗澡前直接脱衣服，而不必关闭窗户、开好空调、放好热水等；③经常洗洗冷水脸，或者用冷水洗手、洗脚，甚至是洗冷水澡；④把婴儿放入冷被窝，这不会对他造成损害，他（她）一会儿就捂热了（相比之下，老人则需要热水袋、电热毯等）；⑤偶尔故意犯个"错"，拧错淋浴龙头的方向。这时，您向孩子道个歉，也许还能增加你们生活的乐趣，增加与孩子的交流。变化往往会带来意想不到的收益，而安逸往往使人退化。

2. 饿了，等上 5 分钟，这一定无碍；偶尔的饥饿感会增加孩子的食欲。培养他（她）吃的欲望远比给他（她）食物更重要。

3. 偶尔吃点冷食、生食，帮助孩子尽早适应自然环境。适应冷热变化、适应微生物是孩子存在于这个世界的基本"技能"。

4. 需要提前说明的是，在孩子经历"三分饥和寒"的同时，孩子也会有感冒发热等疾病的发生，但它们之间没有因果联系。很多家长执着于这种因果联系，于是孩子就处于温室之中。而事实恰恰相反，是因为孩子不接受"三分饥和寒"，导致了孩子抵抗力下降而生病。

5. 以上所有方法只适用于孩子健康时。当孩子出现异常，如感冒、发烧、腹泻等生病状态时，或孩子有生理缺陷者，请遵守医生医嘱。

千万要记住，孩子可以冷，也需要冷，只是不可以长时间的冷。持续的温饱环境并不利于孩子的成长和健康，相反，会让孩子适应环境的能力退化。"三分饥和寒"，要从小做起，一直执行。要知道"不久"之前，饥和寒还是人类生活的常态。正常就好。

为什么您的孩子总是生病？怎么办？

我们总是说大自然创造了完美的孩子，可是，孩子总是生病，这不是不完美吗？

错了，孩子生病恰恰是大自然让孩子变得完美的过程。只是您认为的完美与大自然认为的完美有所不同，或者您无法承受这种"美"。当然，孩子生病还可能是各种意外的结果，您要把这些意外视为对孩子的锤炼，正是这种意外的锤炼，明确了您对孩子的爱，也明确了孩子与自然的关系，并发展出了医学，以保障孩子的健康。

孩子经常生病，不外乎以下几种原因：①您的孩子天生就弱；②您的孩子缺乏运动；③您及家人太爱干净了；④你们没有做到"三分饥和寒"；⑤您的孩子在生理上有"特别"；⑥您的孩子存在病理性改变。

假如您认定是第一条，那我们有很大的把握认定：孩子没病，是您焦虑了。希望本书的内容对您有所帮助。

假如是第二条，要正确认识婴儿的运动。对婴儿来说，大哭也是运动，然后是爬行，然后就是走路和玩耍。我们经常看到孩子因为衣着太多而无法进行有效的活动，也有从小养成习惯由家长抱着或坐小推车。要知道，衣着太多是走不动的，习惯了抱和坐，体能活动更少。

假如是第三条，请参阅第二章的内容。

假如是第四条，请您参阅上面的内容。

假如是第五条，一是要面对和接受，如小孩子的肠系膜和韧带特别长，很容易腹痛，甚至发生肠梗阻等；二是寻求生活中的改变，如针对素有便秘的孩子，要特别注意饮食上的改变；三是寻求医学上的帮助。

假如是第六条，那就直接依靠医学、医院和医生来治疗。很多专科技术已经对先天性问题有了理想的治疗效果。

孩子不生病，不能说明孩子体质好，只能说明您的孩子少了生病的经历；孩子总是生病，您可以问医生，但更应该问您自己，从您的心理、生活习惯、护养方式等找原因。

孩子生病了，首先不要慌，不要乱，观察比什么都重要。观察是治疗的前提，科学的观察是治疗的开始。第一，要观察孩子的精神状况，如本来活泼的孩子突然安静了，本来迟睡的突然早睡了，或者出现了精神不振、嗜睡、食欲下降等情况；第二，要观察小便情况，小便的多少可以反映孩子是否存在缺水的情况；第三，要观察大便情况，注意大便的性状和次数及其变化，必要时应做大便化验检查；第四，要观察进餐情况，注意进食量和进餐习惯的改变；第五，急性期要观察孩子出汗、体温等其他变化，观察皮肤是否有出血点、黄染、皮疹等；第六，慢性病患儿要注意其身高、体重等生长发育情况。最后，需要注意孩子的心理情况。一般来说，孩子没有假病，但是，个别情况还是存在，如孩子因怕去学校而装病的。而且要注意疾病对孩子造成的心理恐惧，做好孩子的心理安抚工作。其次，要做好护理工作，管理好孩子的吃、喝、拉、撒。最后就是配合医生，进行相关的治疗。

孩子过敏怎么办？

过敏，简单地说是生命体与环境不协调了。孩子从娘胎里出来，对环境很陌生，做出各种反应是正常的，也是必需的、有益的，包括免疫反应。只是反应过度会产生不利影响。

孩子过敏，首先要明确是否真的过敏，就好像孩子见到陌生人会感到害羞，这种害羞是属于正常的心理反应，还是属于"过于敏感"。这里，给您三条建议，一是不要过多关注孩子的状况，除了安全，否则，不是孩子过敏，而是您过敏；第二，只有当过敏影响了孩子的生理功能时才需要关注和干预；第三，孩子过敏，更重要的是预防，然后才是治疗。

预防过敏，最好的办法是让孩子"长见识"，主要是见识细菌、病毒等各种微生物，也就是要"脏一点"。见识微生物多了，过敏反应就会减少、减轻。就好像有人见到陌生人会害羞，但熟悉了也就不"过敏"了。以下三种方法是最基本的"长见识"方法：①多接触自然环境；②多运动；③常让孩子保持"三分饥和寒"。若孩子存在多种物质过敏，那问题不在于过敏原，而在于孩子本身，而且很可能是监护者的原因。这时上面三条"长见识"方法显得更为重要。

当孩子存在对某一物质的反应过度，并给孩子造成不适或损害时，除了上面的"长见识"外，这时，还需要给予更多的帮助：一要远离该物质；二要抑制过度的免疫反应，这一点，请接受医生的帮助。

"把尿"，科学吗？

排尿是个很自然的动作，尿液在膀胱中集聚到一定量时，膀胱括约肌放松，逼尿肌收缩，完成排尿。但是很多家长常会给孩子"把尿"。姿势一摆，"嘘、嘘"几声，孩子就尿了，家长很得意，直夸孩子乖、聪明。而事实可能正好相反，他（她）此时的排尿，并不是他（她）自己的膀胱发出的请求，而是您的要求。他（她）是很"乖"，但不是聪明，他（她）正在失去正常的排尿能力。

婴儿的成长过程就是他（她）的学习过程。排尿是他（她）首先要学习的课程。在每一次随意的排尿过程中都会"学"到"痛苦"，于是，渐渐的，他（她）尝试控制排尿，他（她）的括约肌、逼尿肌和相应的神经会做出相应的调整、训练，并得以加强，逐渐具有了控制排尿的能力。而通过"把尿"而排尿的孩子，他（她）会在那个特定的姿势和"嘘、嘘"声中排尿。这时，孩子的膀胱不一定是充盈的，与排尿相关的肌肉和神经并没有得到应有的锻炼，只是形成了人为的排尿反射。其后果是控尿能力下降，并养成了刻意排尿的习惯，干扰了正常排尿的过程，严重者可能让孩子过多关注排尿，长大后容易出现尿床、小便控制困难、频繁解尿、焦虑、易紧张等问题。

巴甫洛夫条件反射让狗在铃声和食物之间建立了联系。从好的方面看，这是一种学习，狗学会了食物与铃声之间的关系；但是，从坏的方面看，这是一种迷雾，把铃声与食物混为一谈。不当教育，会让孩子陷于迷雾，失去原有的学习机会。"把尿"就是其一，只会有害，不会有利。我们总喜欢当园丁，可园丁手下哪有参天大树。

若因为"把尿"而出现的控尿不力者，以下方法可能有助于改善。注意，这里的改善，

> 条件反射，可以理解为学习，但也可以理解为被"忽悠"。

只能是改善，而不可能是完全的恢复，孩子不可能有重新生长的机会。当然，孩子越小，效果越好：①有尿意时应尽量分散其注意力；②加强各种运动，并在运动前多饮水；③提肛训练，锻炼会阴部肌肉，这一点成人或稍大的孩子更容易配合；④针灸刺激下腹部以及传统中医学认为可能有效的相关穴位，如三阴交、太冲等。

如何让孩子睡得好？

婴儿什么都不懂，但是，他（她）一定知道三件事，即"吃（喝）""拉"和"安全"，前面两点您通常做得很好，但是，对于

第三点，往往忽视，甚至错误而行。越聪明的孩子越会担心安全。为了让孩子睡得好，安全比安静更重要。

孩子离开妈妈的肚子后，他（她）因为恐惧，所以会大哭，而且使劲地哭，因为他（她）怕，怕的是环境完全变了。温度、湿度发生了改变，连习惯了的声音（妈妈的心跳、呼吸，以及胃肠的蠕动声）也突然消失了。

这时，可以给他（她）的是妈妈的心跳，还有妈妈的说话声音，所以，这时候让孩子离开妈妈是很不人道的。

> 如果婴儿身边没有人陪着，他时刻都处于地狱中，甚至，他时刻都是在和魔鬼打交道。
> ——《巨婴国》

但现实中往往是这样的，很多家庭在孩子睡觉时实行静音策略，电视关了，厨房洗碗关了二三道门，来了客人给一个"嘘"的手势。这样做的唯一结果是让孩子在睡梦中担心监护人的"离开"，所以他（她）就睡不着，睡不深，甚至焦虑。这种状况可能会影响他（她）一辈子。从临床观察来看，很多有焦虑、浅睡、多梦等现象的成人，在其儿时往往有被安静睡眠的抚养过程。孩子睡觉时，切不可选择静音模式。

正确的做法是：给孩子一个安全的环境，这个安全的环境不光是物理、生物意义上的安全，更重要的是心理意义上的安全，要让孩子确认是安全的。孩子睡了，父母做应该做的事，发出应该发出的声音，这样孩子反而有安全感，睡得更香。

孩子踢被子怎么办？

小儿踢被子只有两个原因，一是做梦，二是太热。对于做梦而引起的踢被子，须注意以下几点：①避免孩子在睡前剧烈运动；②避免看一些紧张的影视节目，以及接触一些内容可怕的、易导致紧张的故事；③给孩子一个安静且安全的睡眠环境，睡觉时一定要让孩子感知到父母，特别是母亲的存在；④晚餐不能吃得太饱，不吃不易消化的食物。

对于太热，家长通常的做法是替孩子盖好被子，然后他（她）就踢。您盖，他（她）踢，他（她）也就学会了踢被子。正确的做法只有两个字：等待。不要立即盖，等上几分钟，孩子会感受到冷，于是他（她）的身体会蜷缩起来，这时您再帮他（她）盖被子，孩子会很接受，他（她）会在梦中对您说声"谢谢"。对于大一点的孩子，您还不必去盖，您可以直接"踢"他（她）几下，他（她）会觉醒，并感受到"冷"而自己找被子。这时，您的孩子就长大了一些，渐渐地您就不必为他（她）踢被子而操心了。

另外，在孩子刚入睡时很容易"太热"。因为，孩子的生命像是小火苗，睡着之前，这个"小火苗"烧得旺旺的，刚入睡时，代谢还很快，产生的热量很多，所以就容易"太热"而踢被子，这时应该少盖被子。而到了后半夜，可以多盖一层，一是因为后半夜气温通常会下降，二是因为后半夜孩子的代谢变慢了，那个"小火苗"变得小了，所以，需要保温。

孩子弱视是先天的吗？

我一直有一个困惑，为什么现在的儿童弱视现象越来越多？都说是先天的，但基因的变化也没这么快啊。

弱视，表现为视力低下及双眼、单眼视功能障碍等。很多弱视的孩子往往伴有斜视、屈光不正、屈光参差、形觉剥夺等生理改变，而这些改变究竟是引起弱视的原因，还是相伴现象，这又值得我们进行思考。

现代医学研究表明，婴儿的视力发育是在出生后完成的，0～3岁是儿童视觉发育的关键期。所以，部分弱视可以是后天形成的，如在0～3岁受到光刺激少了，会影响视觉发育。

从我们的观察来看，有两点可以肯定：第一，现代儿童的生活状态与过去相比有很大的不同。在现代居住条件下，房间大了，大房间的中间采光容易不足，尽管是落地窗，但是，阳光透过玻璃，光照指数已经与天然环境大不一样，而且，现在的窗户只能开一半，有的只能开一条缝，光线更少，更何况现在的家庭通常会用厚厚的窗帘，甚至是遮阳布，严重影响了室内的光照。缺乏光照当然影响孩子的视觉发育，同时也影响维生素D的合成。这符合现有的医学认知。第二，现在的饮食条件为孩子的快速成长提供了能量和物质，但是，过于精细，会不会造成微量物质的摄入不足，影响视力的发育？从目前的医学认知来看，多种维生素、矿物质都参与了视觉功能的发育。

另外，双眼竞争现象也可以说明弱视的发生。在视觉发育早期，竞争的双眼视刺激的输入失去平衡，劣势眼就成为弱视眼。而现代生活环境中，孩子的双眼根本不需要竞争，他（她）们不需要敏锐的视力观察鱼鸟虫兽，甚至连观察五彩阳光的机会也减少了，这会不会导致单眼或双眼视力的"欠发育"？

综上所述，我以一个非眼科专业的医生提出如下意见：①饮食尽可能粗糙而不是精细和单一；②孩子睡觉位置尽可能靠近窗户；③孩子睡觉时不要拉紧窗帘；④多在阳光下活动，让眼睛工作于空旷、缤纷的环境下，但要避免直视太阳；⑤以上这些措施，越早实施越好，且无论是否弱视的孩子均适用。

更专业的意见请接受眼科专业医生的帮助。

小孩子不爱吃饭怎么办？

天下没有不爱吃饭的孩子。

1.先做到以下几点：①饭前补水；②大便要通畅；③改变进餐秩序，在孩子想吃饭的时候，先别给米饭、奶，而是给水、蔬菜、水果；④不要在婴儿早期就给他（她）过甜、过咸的食物；⑤对大一点的孩子可以尝试偶尔给点辣的，最好是空腹时；⑥多运动，并注意运动中补水。

2.根据孩子的发育情况控制进餐节奏和进餐量。改变进餐的不良习惯和方法：①追着喂饭；②吃零食；③常吃甜食；④多吃一口，好像还有多个"最后一口"。

3.放弃一些想法：①他（她）会饿着；②他（她）会营养不够；③鸡鸭鱼肉蛋要比蔬菜营养好；④多吃总比饿着好，哪怕只是可能的饿。

4.别用"吃"来哄孩子，这会让孩子不重视吃饭，并把吃饭当作是家长的事。另外，很多时候孩子通过吃或不吃来达到某种目的，一旦与孩子达成这样的"交易"，纠正很难。

5.很多孩子不爱吃饭是因为孩子太聪明，以至于忘了吃饭。这时，您及您的家人就需要更聪明，千万别先于孩子"饿"了。通常应该进入孩子的境界，欣赏孩子的"成绩"，与他同乐，可以提醒他（她）喝水，然后自己享受吃饭的快乐。在他（她）吃饭时及时提醒他（她）享受进餐的快乐，细细品尝美味。

6.必要时对孩子不吃饭的行为予以惩罚。注意：附框中的画

线部分，苏珊是温柔地回答。孩子不吃饭，您还要爱他（她），而不能表现出生气、焦虑和担心。否则，孩子就知

> 临睡前，我和苏珊一起去向托比道晚安。托比小心翼翼地问："妈妈，我很饿，现在我能吃中国面吗？"苏珊微笑着摇摇头，坚决地说："不！"托比叹了口气，又问："那等我睡完觉睁开眼睛时，可以吃吗？""当然可以。"<u>苏珊温柔地回答。</u>托比甜甜地笑了。

道，他（她）不吃饭，你（们）更着急。

7.生病的孩子往往食欲不好，这一方面是因为疾病本身造成的，另一方面也有家长在孩子生病时关注过多的原因。对于前者，一是等待，二是寻求医生的帮助，分析疾病，补充水分、能量等；对于后者，您需要克服焦虑。

8.缺锌、缺维生素 B 等情况可引起孩子味觉功能和胃消化功能的降低，请咨询医生。

孩子不爱喝水怎么办？

首先，孩子的确不如成人需要喝水，因为孩子的新陈代谢很快，能产生较多的内生水。但是，补水还是很重要，充足的水有利于代谢过程。要注意他（她）的小便量和颜色，小便量少、色黄就说明孩子需要补水了。在孩子活动量大、出汗多，大便多且稀的情况下，更需要补水。通常，瘦小的孩子比较胖的孩子更需要补水，因为前者贮存的水相对少。

其次，补水要注意方法，在恰当的时间，用恰当的方法，给恰当的水。通常要在放学回来或运动后等可能缺水的情况下，尽可能地多给他（她）水，并且在饮水过程中不要让他（她）吃甜食、面食和饮料，因为这些东西不利于孩子饮水习惯的养成。平时不能用饮料代替饮水，不要总追着孩子喝水，这样会打扰孩子

的玩耍，也会使孩子注意力不集中，并对喝水产生厌恶。实在不愿喝水，可用脉冲刺激的方法激发他（她）饮水的欲望。可以给一点咸或辣等重口味的食物。注意，是一点点，能刺激他（她）的味蕾即可。

如何让孩子长得更高？

关于长高，首先要明确，大自然已经为身体的成长安排好了一切，医学对身高控制的能力极为有限，而且也不应该加以控制。高有高的好处，矮也有矮的好处，大自然是公平的。从目前的医学认知来看，身高主要受五个方面的影响：遗传基因、营养、运动、睡眠、阳光。注意，是影响，而不是决定。

遗传基因在很大程度上控制了身高，但遗传基因并不是身高的唯一决定因素，多种因素会影响遗传基因的表达，如运动、睡眠、营养状况等。个子高的人，一定有基因支持，但有基因支持却不一定能长高，个矮的人也许缺乏相关的基因，但也可能是"高个"基因没有得到相应的表达。个别人因基因突变，会表现为特别的高或特别的矮小，这不是人类能控制的。我们所能做的只是让基因得到充分的表达，保证睡眠、多运动、加强营养，尊重自然，遵循自然的生活方式，这些都是很好的"养生之道"，而且要从小做起，从小注意。

必须指出的是，一些药物可能会干扰生长发育，特别是一些抗生素、类激素的药物，其药物分子中含有一些与生长激素相同的基因，干扰正常的生长激素发挥作用，或直接导致早发育。所以，在抚养的过程中，要谨慎使用抗生素等，以免损害或干扰自然的生长过程。

身高的关键在长骨（四肢骨）的增长，骨骺没闭合前，自然会有长高；骨骺闭合后，身高就基本固定了。目前医学上对身高的干预主要是在骨骺闭合前注射生长激素，或者在骨骺闭合后用长骨离断术并延长。以后随着转基因技术的成熟，也许能用转基因技术控制人类的身高，但是，这还需要更多的伦理学思考，这样的技术一定会带给人类更多的"问题"，需慎之又慎。其实，对于身高，我们不必干预太多。

另外，总有人问服用中药能长高吗？对此，回答以下三点，仅供参考：一，中医学理论中没有现代医学所认知的长高机制；二，中医药缺乏相关的系统经验，在过去，对"长高"的要求也不迫切；三，要注意一些中药可能存在的副作用，或者对长高存在可能的干扰。但是，中医学尊重自然，强调"从天地阴阳四时之变化"，这样的论述可以帮助大家正确理解和促进长高。而中医对人整体机能状态的调整，可能有助于身体的长高。但是，这不是针对长高，只是针对机体的状态。

医之"德"

中华人民共和国卫生部（现中华人民共和国国家卫生健康委员会）1988年12月15日发布的《医务人员医德规范及实施办法》将"医德"定义为："医德，即医务人员的职业道德观，是医务人员应具备的思想品质，是医务人员与患者、社会以及医务人员之间关系的总和。"它是调整医务人员与患者，医务人员之间以及与社会之间关系的行为准则，它是一种职业道德，是一般社会道德在医疗卫生领域中的特殊表现。它需要有五个方面的组成。

第一，医学之"德"。是医学本身所具有的"德"。医学通过对人体及其环境的认知，让我们知道了生命以及生命与环境的关系，从而帮助我们趋利避害，或主动干预生命过程和变化，提高生命的生存能力和生存质量。

第二，医疗之"德"。即通过医疗行为帮助人们获得健康的"德"。这种"德"，是针对问题而存在的，它与医疗行为本身有着直接的因果关系。但是，医疗存在风险，甚至还会对患者造成损害。所以，这种"德"需要评价其可靠性、有效性、安全性，规范医疗行为和操作流程，并与其他医疗技术相比较，进行多个维度的观察、评估和验证，从而不断完善并进步。

第三，社会的医学之"德"。它是指社会的经济、技术、环境、伦理等发展给生命健康带来的收益。为了健康，我们需要关注环境、饮食、饮水安全。我们需要维护和谐的社会秩序，避免战争这样的混乱给人们的健康带来灾难。我们需要给医学、医生、医院一个良好的环境和相应的支持，等等。这是一种社会责任，这是一种社会进步，这是一种社会文明。

第四，"八卦"之"德"。即针对一些不能解释、无能为力的健康问题进行一种善意的"解释"或"欺骗"所带来的收益。这看似很不"科学"，甚至不靠谱，但人类在很多时候就是靠安慰、靠希望得以延续。一个不着边际的理由也往往能带来"希望"，总比没有理由要"好"。由于"八卦"脱离常识，并高于常识，所以，它很容易被骗子所利用，因此应用"八卦"应坚持两个原则：一是科学原则，不能与科学常识相悖；二是利他原则，若出现有损患者利益，或有利于"八卦"者，都属于骗子行为。

第五，医生之"德"。即医生对于生命的价值。从人性上分析，医生只是"人"，他们具备为"人"的基本人性和一般道德。但是，他们更

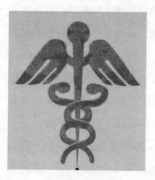

多地接触了痛苦、疾病和死亡，更多地体会到生命的意义和生命的脆弱，这使他们具备了一些有别于其他社群人员的"德"。他们有救死扶伤的理想和追求，但他们又需要理性和务实；他们关爱的是生命，但他们又要直面疾病和死亡；他们充满爱心和仁义，但却要时时面对鲜血和痛苦；他们用"心"去服务，但他们又不能随意宣泄个人的情绪；他们坚持医学的科学性，但又需要有"八卦"的能力和技巧；他们有利己的权利，但又必须利他。医生之"德"是前面四项之"德"的实践和表达，也是医生个人修为的表现。医生之"德"需要医学的滋养和社会的支持和约束。

综上所述，"医德"是医学之德、医疗之德、社会之德和八卦之德通过医生的修为和专业能力而表现的对生命的爱护。要实现"医德"需要各界的共同努力。

第三章

关于医学及其
相关内容

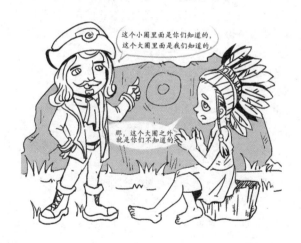

关于医学，不得不借用图中那个酋长的话：那个大圈之外，就是我们不知道的。是的，医学上不知道的知识还很多，而且远比知道的要多。现在如此，以后也如此。

面对生命，我们有太多的例子和严格的逻辑证明权力和金钱买不来健康和生命，有时还走向了它的反面；高端，不是您的真正需要；追责，不是您的最终目的；先进，不是解决问题的方法；完备，很多时候也只是多余。您要的是生命，最后还是简简单单的生命。如何利用医学、医院、医生，为自己的健康服务？这是我们每个人都会面对的考题。您需要整合一定的医学知识，需要正确的就医理念，需要科学的自我保健方法……这些可能比单纯的求医问药更为重要，甚至比单纯的医学发展、医院发展更重要。

医学的任务是认识自然造就的生命；医疗的任务是修补自然留下的部分漏洞；而医生需要听从自然的声音，遵循医学的指引，实施医疗过程。

·关于医学·

七步洗手法

1. 掌心相对揉搓

2. 手指交叉，掌心对手背揉搓

3. 手指交叉，掌心相对揉搓

4. 弯曲手指关节在掌心揉搓

5. 拇指在掌中揉搓

6. 指尖在掌心中揉搓

7. 螺旋式擦洗手腕，交替进行

这个简单、可行、可靠且有效的洗手方法经历了上百年的发展，凝聚了几十代医者的努力，当然，还有无数的生命为代价。

 认知要点

医学是人类自己创建的一座知识大厦，它是安慰身体和灵魂的好去处。

医学，您一定不想了解很多，它应该是医生们关心的事。是的，好像只有医生们在关注医学。其实，医学总伴随您存在并成长着，并给您带来很多的福利，如，您知道了受孕过程，意外怀孕就少了，您知道了细菌，传染病就少了……这些都是医学告诉您的，它是您的健康所系。只是人类为了掌握医学知识付出了很高的代价，甚至付出了很多生命的代价。发展医学，只是为了避免付出重复的代价。

 医学认知

1. 医学的最大价值不是疗愈疾病，而是认识生命，认识生命的秩序，以及生命在自然中的秩序。这种认识就是医学的德，是医德的基础。我们每个人都受益匪浅。人类只有明确了自己在自然中的秩序，才能更好地理解健康、把握健康，不是吗？

2. 医学关注生命的全过程。医学不光需要关注当下的问题，还关注长远，甚至还关注后人的问题；医学不光注重技术的进步，还关注观念的更新；医学不光关注生命，还要关注生活；医学不光关注疾病，还关注死亡（这是一位患者在临终前对医学的企盼）。如此，医学才是一门完整的学科。

3. 医学的发展是要付出代价的，而且这个代价很高，除了漫长的时间和相关人员的努力之外，很多时候还需要付出血的代价、生命的代价。而且，现在的人类还在不断地支付这个代价。尽管生命无价。

4. 医学发展是人类解决问题的结果，但也可能制造了一些新麻烦，带来一些新问题，这就需要一个名叫"哲学"的学问来思考医学及其相关问题。"医学＋哲学＝医师；医学－哲学＝医匠"。

5. 过去的医学很局限，有很多的错误，现代的医学也一样。正如那位酋长所言，人类所知道的只是圆圈中间的那一丁点，而不知道的内容远远多得多。

6. 医学太复杂了。其他领域对一个方法或一个产品的评价通过简单的对照就能区别优劣。但是，医学不行，医学必须要有大样本、多中心、随机、双盲对照实验才有可能得到一个相对可靠的结论。注意，它还只是相对可靠，而不是真理。由此可见，这里的成本有多高。

 我们的建议

1. 理解医学之难。人体是个小宇宙，人类对宇宙了解多少，医学对人体就了解多少。

2. 支持医学发展。用您的爱心和生命，关心和支持医学的发展，甚至还得容忍医学发展过程中的失误、错误，甚至是伤害。

3. 相信医学的未来。人类走过的医学之路已经很长了，也付出了很大的代价，只是我们还有更长的路要走，但是，医学一定会帮助人类获得更多的健康收益和幸福。

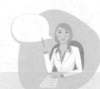

保健答疑

为什么医生经常把患者当"小白鼠"？

是的，医生经常把患者当"小白鼠"，这是发展医学的必然。医学的未知数太多，每个个体差异又很大，大自然对人类的威胁更是五花八门，层出不穷，医学只得疲于应付。面对一个患者，不管您是什么身份，医生都会从以往的经验中寻找相似的情况进行比对。这种经验，可以是来自医生个人的经验，也可以是来自同行的交流，也可以是来自先辈的传授，当然，还有来自小白鼠的实验。比对成功，也许会有可靠的解决方案，于是您就得到有效的治疗。但是，别忘了，先前的患者和小白鼠为您付出了代价。

但是，很不幸，您总是一个特别的个体，就好像您自喻为比较聪明，或比较富有，您的疾病也有一定的特殊性。医生在比对经验时找错经验，或者您的情况发生了变化，原来的经验已经不再适用，更多的时候是您的问题还不明确，根本没法在原有经验系统中寻求解决方案。这时，医生不得不把您当作"小白鼠"进行试验性的治疗。唉，医学就是这样，面对的问题太复杂，而您的健康问题又等不得，医生只能边作处理、边作观察，也就是试验了。只是您的生命只有一次，很珍贵，所以，请多关注医学、支持医学、支持医生，让他们拥有更多的知识和经验，在您遇到健康问题时有更多的从容。这时，您也许会有一个结论，那医生越老越好，因为他们经验多。这又是一个错误，因为，老了，经验容易固化，而医学的经验需要不断更新，是一个开放的系统。医学很难，我们只是在摸索，谁都可能当"小白鼠"。医疗过程可不是能公平交易的买卖。它很不公平，它有一定的偶然性。

但是，需要说明的是，您千万别把自己当"小白鼠"，随便找药给自己吃，或听信别人而吃药，或根据经验而吃药。就算偶有健康的收益，但与可能存在的风险相比，应该是得不偿失，而且，对医学发展没有任何的好处。

·关于医生·

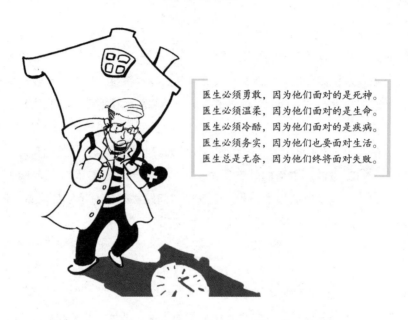

> 医生必须勇敢，因为他们面对的是死神。
> 医生必须温柔，因为他们面对的是生命。
> 医生必须冷酷，因为他们面对的是疾病。
> 医生必须务实，因为他们也要面对生活。
> 医生总是无奈，因为他们终将面对失败。

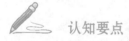 认知要点

医生是人，是人就有局限，他们有技术，但更要有智慧。
The best physician is also a philosopher ——Galen

医生，他们总是穿着白大褂，或手捧厚厚的医学书，或聚精会神于无影灯下，或立于病床前，或围坐在一起讨论病例。他们受过教育，他们心地善良，他们好像还"不食人间烟火"。他们太有别于其他行业的人了。哪怕是特殊年代的"赤脚医生"也有别于一般的社员。于是，他们被寄予信任，而且寄予的是生命的

希望。所以，他们被称之为"天使"。但是，他们只是"医生"。

 医学认知

1. 在认识医生之前，别忘了，您还有一个最好的"医生"，那就是机体本身。机体有一整套完备的诊察系统，机体还有我们难以想象的自愈能力。很多健康问题的解决往往得归功于机体本身，而非医生的治疗。一名合格的医生必须配合"机体"这个医生。大自然有春夏秋冬，园丁并不能改变其规律。医生也一样。

2. 目前，主流的是专科医生，他们在专科领域有专门的知识，也有相应的技术特长。遇到专科问题必须找对相应的医生。注意，专科医生关注某个病、某个器官。

3. 另外，还有一些叫"全科医生"的医生，他们可能没有某一专科医生的技术，但他们有自己特殊的临床技能，他们的医学知识面更广，他们除了关注某个病、某个器官之外，他们还要关注患者，关注患者的生命质量、生活质量，甚至还要关注患者的家庭。他们对您的健康保健更常用。

4. 专科医生与全科医生有很大的不同，专科医生关注专科问题和专科技术的应用，如外科医生更多关注的是这次开刀漂不漂亮，但全科医生关注的是这个患者是否获得健康收益。专科医生可以关注到本专业最先进的发展，而全科医生更关注先进技术与原有技术的比较，以及应用技术的种种问题，如费用、后果、生命质量等。

5. 医生要治好您的病，不光要知道"病"，还要知道这个病在您的身体里处于什么位置、对身体的影响、对生命的威胁程度、对工作和生活的影响等。

6. 如何治疗疾病是医生最关心的事，但医生必须分析治疗这个病的好处和弊端。甚至还要考虑治疗这个病的经济因素、社会伦理和法律环境等。医生真的很难。

7. 医生有医德，也许是因为他们见了更多的生与死，见了更多的病与痛；也许是因为具备了一些医学知识和技能，在某些时刻还真能挽回生命。医生是最希望您康复的人，甚至您自己或家人也未必。这也许就是医德的最好表述。但是，医生是人，不是"天使"，他们需要人间烟火的滋养，他们的生命也受制于大自然的规律。他们的本性与普通人一样。假如把"对医生的要求和信任"代入"健康损益曲线"的 X，曲线同样成立。

8. 医生的最大价值在于制定医疗决策和对医疗风险进行评估和防范，然后才是医疗过程及其操作。通常，不同个体、不同疾病、不同的治疗策略所要承担的风险、后果、经济费用、社会伦理都有所不同，选择什么样的治疗策略可能比治疗本身更重要，对患者的生命及生命质量影响更大。

9. 尽管医生的培养花费巨大，包括时间和金钱，但是，面对复杂的患者和复杂的疾病，医生有时也会说："我不知道。"事实上，医生有很多不知道。能够直面自己"不知道"的医生，至少是个诚实的医生，您应该给予更多的信任。

 我们的建议

1. 医生没有"好"与"坏"，也不应有"好"与"坏"。相信医生比这种区分更重要、更有利，追求好医生，应该是医生的事。您只需要为医生提供符合人性、符合社会规律的竞争机制和生存保障。

2. 找一位全科医生当做您的健康参谋。他是您相对的"自己人"。有了您的理解和支持，他为他自己长远的行医生涯负责，而您也能在长期接触中了解这个医生的品行和医术。

3. 医者先驱特鲁多有一句名言："To cure sometimes，to relieve often，to comfort always." 从中您可以理解一点医生的工作和价值。

4. 充分利用您周围的全科医生。也许您还不信任您周围的全科医生，甚至认为他们医术差，但是，我们相信，他们一定比您更懂点医学，这就够了。但是，需要指出的是，千万别用专科医生的标准评价他们。

5. 要注意您的就医行为与医生的收益的关系。您可以支持医学、支持医生，但不能把医疗当做买卖，医生的收益不应与他（她）的工作量简单挂钩。

6. 请不要随便传播您的医学知识和就医、保健经验。"不为良相，但为良医"的古话激励着您去帮助患者。但是，请注意：一是您的经验不一定适用于对方，二是您没有意识到背后的风险。没当过医生的人，通常很单纯。当然，学点急救知识，那是有益的。

保健答疑

医生没有好坏吗？怎样找到一个好医生？

的确。医生有好有坏。但是，您还是得接受"医生没有好与坏"这个观点。①所有医生都接受了医学的基本教育和考核，在常规问题上，他们不应该有"好坏"；②医生有"好坏"，但通常人们无法鉴别医生的"好"与"坏"，其结果是患者更容易落入"坏医生"之手，因为，"好医生"的成本和理性使"好医生"无法与"坏医生"竞争，这符合经济学原理；③很多时候，您的生命等不及"好医生"的出现；④个别医生可能会有特殊的临床技术和方法，但患者很难找到它、认定它，更多的是被骗，况且，这些特殊的临床技术和方法还可能伴随着某些特殊的医疗伤害，这又需要权衡。为了避免遇到"坏医生"，您不必区分医生的好与坏，至少您自己不应该去区分医生的好与坏。我们唯一能给出的建议是：用常识相信医生。当然，若有一个医生同行评议机制，也许能区别医生的好与坏。

为什么基层医生看不好我的病？

这是一个错误的结论。第一要明确的是，您要让基层医生看什么样的病？如果做个心脏移植手术，基层医生真做不了，而且，我告诉您，专科医生也不一定做得了，哪怕是心血管病专家也未必做得了，只有专做心脏移植的医生才能做得了。这样，您就能理解基层医生为什么看不好您的病了，医生不可能是全能的。第二，基层医生很受欺负，一个患者到基层医生和专家医生那里去就诊的心态是完全不同的，前者往往会低估自己的病情，既不注意休息，也不注意饮食，更听不进基层医生的建议，结果病还真好不了。而等问题相对严重了，只能休息了，只能注意了，或住院了，这时，他的病在"多方治疗"中得到好转，于是，人们就认定了基层医生没用，而上级专家很牛。第三，人们习惯了找专科医生看病，也弱化了基层医生的技能。第四，基层医生的价值主要体现在病情的评估和风险分析上，而现行的激励机制没有这方面的肯定，这从价值机制上否定了基层医生的劳动。

为什么有的医生能手到病除，而有的医生却不行？

先说治不好病的理由：

第一，医学对人体的很多问题还没有全面了解，对很多疾病的性质和规律没有掌握。第二，医生个人的局限，这里既有医生在学识上的局限，也可能是医生思维习惯或一时的思维盲区。医生是人，是人总有局限，总会出错。第三，可能是您没有表述清楚您的问题，甚至连您自己也不知道如何表述。第四，可能是疾病在早期没有表现出来。这个很常见，所以有"幸运的医生治病尾，不幸的医生治病始"这么一说，指的就是这个意思。但是，对医生来说，面对病始更有挑战性，对患者也更有意义。第五，目前医学上缺乏针对您所患疾病的技术，这个任何人都没有办法。

至于治好病的原因很多，第一，恰好遇到您的病的缓解期；第二，很多是疾病的自愈；第三，心理的原因。当然，也会有医生的原因，如医生恰好有某一方面的训练和经验，又恰好发现了这个疾病的征兆，并具备了治疗这个疾病的技术，等等。

从心理学角度来分析，人们对经过多方面求医而实现的"手到病除"往往进行更多的宣扬，因为这是自己努力和决策的结果，而没有治好的则会选择避而不谈，通常只是自我痛苦。这样使社群中产生了"名医难求"的共识。但是，无论怎样，您都应谨慎地面对疾病的复杂性和医学的局限性，这才是科学的态度。

狼医生

相传 A 君在山上散养了一群羊。可是，山上时有狼群出没，羊群屡遭损失，A 君决心除狼以绝后患。猎狗、狼夹、毒药都用上了，稍有收益，但狼害不绝。

幸好，社会在进步，技术在发展，终于有了猎枪，还有红外感应等高科技，彻底驱除了狼，杜绝了狼害。A 君想，这下可以平安无事，坐等收益。羊群也在阳光和肥草之间快乐的生活。

可是，在经过一段时间的繁荣、增长之后，羊的品质出现了下降。肥胖羊明显增多，高血脂的羊、高血压的羊、糖尿病的羊比例逐步上升。于是，各路专家应邀而至，各种建议和改变应运而生，但效果不显。更为严重的是羊羔出生数量严重下降，请来的生育专家也无法激励羊的生育能力。

A 君损失惨重，无力也无心驱狼、杀狼。狼袭羊的事件渐有发生。可是，意外的是，肥胖的羊减少了，高血脂、高血压、糖尿病的羊少了，连小羊羔的数量也多了起来。

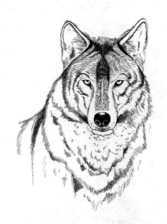

看来，尊重自然，比什么都重要。

断指吟

患者三天前被机器伤及手指，几乎离断。对此，您会选择下列哪种治疗？

    a. 手术修复   b. 截掉手指

1. 患者男，64 岁。退休工人，伤的是食指，而且是左手。您会如何选择？（a 或 b）

2. 手术修复需要花费 5 万元，住院一周，而截指可能只需要千元以内，不必住院。您会如何选择？（a 或 b）

3. 患者患有肝硬化，白蛋白下降，蛋白比例倒置，已经伴有肝性脑病，腹水，肾功能异常，小便量少，一直处于休养之中。手术修复的过程意味着需要使用更多的药物，并有可能损伤肝肾功能。您会如何选择？（a 或 b）

选择往往是困难的，我们要关注"病"，更要关注"病人"。让患者接受一个合理的治疗，真不是发展医疗技术本身就可以解决的，它还需要一个医学的哲学思考——关于医学目的、伦理、经济、责任和义务等

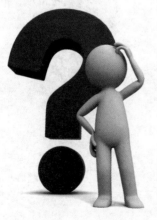

方面的思考。然后会有以下的问题：

• 医生、患者及家属在这个选择中的责任和义务是什么？

• 医疗选择权是交给患者还是医生？患者能选择吗？谁来帮助患者选择？

• 医生应该给出什么样的知识点和建议？

• 哪些因素会影响医生给出的意见和建议？

• 如何促成医生给出最合理的医学意见和建议？

· 关于医疗 ·

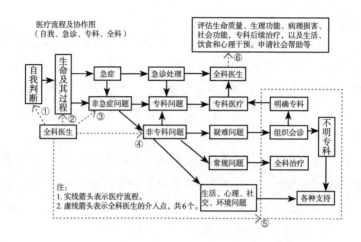

医疗流程及协作图
（自我、急诊、专科、全科）

注：
1. 实线箭头表示医疗流程。
2. 虚线箭头表示全科医生的介入点，共6个。

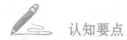 认知要点

您可以不懂医疗，但一定要懂风险、成本和收益。

打针、吃药、手术……这一切无不透露着医疗的高大上。这是一般人无法胜任、也无法认识的专业技术，其整个过程和每个细节无不带有神秘、神圣感，更是寄托了人们对生命的希望。面对医疗，您也许只能说一声：医生，拜托了！

但是，医疗不只是医生的事，它依赖技术的发展，也受到经济的制约；它需要法律的规范，还受到伦理的约束，等等。总之，医疗存在于各种关系中，并影响着各种关系。涉及医疗改革的内容，需要包括您和我在内的每个人的关心、关注和努力，而

不只是医生。因为，它关乎所有人的生命。

 医学认知

1. 医疗需要很多的条件，首先是医学知识，其次是掌握某些医学知识的医生的操作，然后还需要相关的社会法律、伦理道德和经济的支持。它是一个系统工程。请记住，最能体现医德的，是医学知识，而医疗只是医学知识在临床中的一种应用，医疗是否带来"德"？未必可知。

2. 医疗技术总是快速发展变化的，甚至针对某一疾病也发展出种类繁多的技术。您可能，或者说您一定无法比较这些技术的优劣，但是，您一定要注意这些技术背后的成本和各方的利益。您可以不懂医疗，但一定要懂风险、成本和收益。

3. 医疗的策略主要有对症处理（如退热、止血、通便等）、对因治疗（如抗菌、杀虫等）、姑息和安慰性治疗（如临终关怀、止痛等）、支持治疗（如营养支持等，以及中医对整体机能状态的纠正）和预防干预（如疫苗接种、孕妇补充叶酸等）。

4. 医疗能解决一些问题，但不能解决所有问题，而且还有可能带来新的问题，所以，医疗通常是很谨慎的。在治疗之前，还有一个重要的程序，那就是明确问题，明确问题的环境、边界、性质和相伴问题，这种"明确"应该比治疗本身更难、更有价值。

5. 遵循疾病本身的规律远比治疗本身更重要。医生的主要任务就是发现并尊重疾病规律，然后才是治疗。在治疗之前，还需要明确两个问题：①机体是否有自愈能力；②治疗的利弊以及弊端的可恢复性。

6. 吃药、手术是医疗的最常用手段，的确给患者的健康带来了收益，也使人们对药物和各种治疗产生了信任和依赖。但是，过度信任和依赖，也会损害患者的利益。把"医疗"代入健康损益曲线中的 X，曲线同样成立。

7. 手术只能针对局限性疾病。麻醉和消毒技术的应用为手术提供了可能。局部的问题尽可能地选择手术这样的针对性治疗，当然得考虑手术的可行性和手术的创伤，以及创伤的后果和可恢复性。

8. 药物通过血液循环可以到达全身各处，这为医学治疗提供了另一条途径，但要考虑药物在体内的代谢过程及对机体造成的影响和损伤，这一点与手术治疗所考虑的内容是一样的。是药三分毒。

9. 医疗过程充满着风险，医疗意外和医学认知局限会制约治疗效果，医生个人的能力又限制了医学的应用。所以，医疗需要用有效率和治愈率来谈自己的价值。很多时候还用了 5 年、10 年生存率等表述来描述。这其实告诉了我们医疗的无奈。

10. 医疗的有效率、治愈率以及安全性都需要进行严格的对照，这就需要有大样本、多中心、随机、双盲分组临床对照试验。

11. 医疗是有成本的，医疗的成本不只是医生的劳动，还有风险成本、社会成本等，更有时时存在、不得不选择时的机会成本。所以，医疗服务其实也离不开市场、离不开经济规律的制约，请遵守之。

 我们的建议

1. 谨慎选择医疗。

2. 正确理解有效率和治愈率这两个概念，有效率的统计中包括了症状有改善的患者，它不等于治愈率。另外，哪怕治愈率高达 99%，对那个无效的患者来说，就是 100% 的无效。而且"那个"患者的群体还非常的庞大。

3. 在全科医生指导下选择专科治疗，并在全科医生的指导下预防疾病的发生，这就是本书想要达到的目的之一。

4. 接受医疗的意外，承担医疗的风险。

保健答疑

医疗的成本和收益主要有哪些？

就医方来说，医疗的成本包括：①医院的设施、设备及维护；②医护人员的体力支出；③医护人员的培养成本；④各种治疗的直接费用；⑤医疗过程中的医学风险；⑥医疗行为的法律风险和伦理风险；⑦医疗行为的舆论风险（因医疗而起的社会负面评价）。而医生的收益则有：①经济收益；②技术进步，乃至医学进步；③名誉收益；④成就感；⑤救人一命、造福一方的道德收益。

就患方来说，医疗的成本包括：①机会成本；②经济支出；③医疗产生新的痛苦或功能缺损，甚至是生命的代价，用生命承受各种意外和风险。而患者的收益主要是获得或增进健康，包括减慢或预防疾病的进展，延长并享受生命的时光，获得康复后的生活和工作之乐等。当然，还有通过心理安慰而获得的收益，减少或缓冲疾病带来的心理痛苦。

医疗很复杂，医疗的发展离不开各种成本和收益的计算和权衡。国家、医院、医生、病患，以及病患的家属和医疗保险公司等都会以其自身的利益和能力参与其中的各种权衡和选择。

·关于医院·

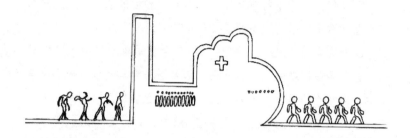

医院与工厂一样，注重技术、设备、产品质量、生产安全等；也注重各式人才，当然主要是医生。

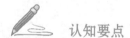 认知要点

医院是一个有法人的单位。它是一个治疗的场所，也是一个救命的场所。

有两个地方是人们最不想去的地方，一是殡仪馆，二是医院。还好，医院排在第二。还好，医院还给人们带来了生的希望，也能时不时地给您带来欢乐。但是，人们对医院的抱怨应该比前者多：治疗结果不如意、态度不好，技术不好，还有人多、病菌多、花钱多……出于无奈，人们不得不反复问这样的问题：哪家医院好？比较之后，就奔波于各医院之间，各有各的比较，各有各的选择，有点乱。对此，我们需要对医院有个全面的认识。

141

医学认知

1. 医院，hospital，源于 hospice，是安慰、收容、招待、救济人的场所。由此，您大致可以了解医院的性质。

2. 医院是一个治疗的场所，也是一个救命的场所。医院的所有设备、医生的所有知识都是针对问题、针对疾病的。

3. 目前我国的医院主要有三甲综合性医院、二甲地区性医院、社区卫生服务中心或卫生院，以及各种专科医院。人们通常认为三甲综合性医院最好，但是，需要修正的是三甲医院的最好只是在于"专科设置最全，专科技术力量最强"。不过，需要注意的是，最先进，并不等于最需要。而基层医疗单位所面对的医学问题和应具备的医学知识最为基础，对个体来说也更为需要。

4. 医院有不同的功能分区，有急诊室、重症病房，也有各种专科病房，当然还有一些配套的功能单位。急诊室是用来处理紧急医疗需求的，那里争分夺秒，非紧急情况请不要使用它、干扰它，给随时发生的情况留下"生命的时间"；重症病房用来暂时维持生命系统；专科病房通常是根据专科分类进行设置和管理，它们如同格子一般，把医生和患者置于其中。

5. 在医院要获得好的疗效，有两个必备条件，一是明确了您的问题，二是这家医院有纠正这个问题的能力。否则，医院所用的手段大多属于安慰和支持。当然，这也是医疗的必需过程。

6. 分科不明确的全科，对健康问题往往有全面而系统的考虑，未明确专科之前，在全科医生那里往往会得到更好的帮助，哪怕是一句简单的"您没病，再观察"，也可以减少您很多的麻烦和医疗支出。不信，您可以计算其中的相关成本和收益。

7. 请注意一下医院里的电梯，它特别大，还特别慢。没办法，去那里的人很多是躺着的。还有，使用它的人往往年老体弱，或行动不便，反应慢，电梯快不得。这是医院的又一特点，诸如此类，它使医院的运行成本特别高。

8.医院很干净，但是，请小心，那里患者集中，病菌存在的比率较大，所以，医院总是在不断地消毒。没事请远离。一线的医护人员从事的是高危工作。

 我们的建议

1.只把疾病问题交给医院，不要把健康问题交给医院。健康问题更需要您自己、您的全科医生的参与。

2.除非急诊，在去综合性医院之前，最好咨询一下您的全科医生，以明确病情，了解疾病及其相关的医疗过程等知识。

3.明确一点，医院的运行成本很高，一切都很贵。不管是您个人付费，还是保险公司或国家付费，最后都会通过各种形式转化为每个人的支出。

保健答疑

如何评价基层医疗单位的服务能力？

一般认为，三甲医院是最好的医院，也有最好的医生。的确如此，三甲医院集聚了大量的人才和设备，设置了各种专科，基层社区卫生服务中心或卫生院无法与之相比。但是，我们还是认为基层医疗单位的服务能力更为系统而全面。这是因为：①他们需要在未分化的疾病中尽可能早地发现专科疾病，难度和风险都很大；②他们需要对患者进行连续的照护，包括专科治疗无效的患者，这对他们提出了新的压力和新的要求；③他们不光要注意患者的疾病问题、专科问题，还要关注患者的心理问题、伦理问题、经济问题等；④他们没有太多的设备可以利用，他们需要从患者的生活方式、工作方式、环境条件中寻找原因；⑤他们的服务范围狭小且固定，这使他们不得不采取更为经济、安全而有效的医疗手段等。

另外，从个体来说，罹患某一种专科疾病的机会很小，人们更需要专科疾病之外的医学帮助、医疗帮助，这些，只能由基层医疗单位来完成，而且，这种任务极具现场感，需要从生命、生活、医学、伦理、经济等多方面对每一个具体的医疗行为和医嘱进行再认识、再评估和再发展。

如此，基层医疗单位所面对的医学问题和应具备的医学知识可能更为全面。但是，他们需要有各个专科医疗的配合，需要得到最新的专科进展的信息。如此，才会有医学科学的发展，才能构建医学之大厦。

· 关于化验和检查 ·

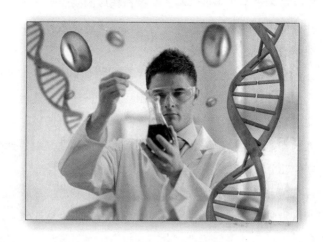

 认知要点

化验和检查只是拓展、延伸和精确了我们的感知范围。

化验和检查是发现疾病的必要手段，它们看起来很科学、很先进，但其本质只是我们人类感官功能的拓展、延伸和精确。它们只是帮助我们看到了过去看不到的，发现了过去发现不了的问题。我们要充分利用这些技术。不过，必须指出的是，我们的认知还是很有限，看不见的彩虹更为多"彩"。

 医学认知

1. 各种化验和检查主要分四类，一是通过超声、X 线穿透机体，发现内部脏器的一些结构变化，主要有 B 超、CT、DR、MR 等；二是内窥镜检查，让我们直接看到了一些空腔脏器的内部情况；三是通过穿刺等手段获取组织，并进行相应的病理学分析；四是对各种标本，如血液、尿液等进行物理、化学检查和分析，发现一些细微的变化。所有这些，让我们看得更细、更广，更精确。

2. 各种化验和检查还有很多的局限。如血液检查只有当指标物进入血液，或血液本身对病灶做出反应时，才有可能检测到某种变化，并推导出疾病的存在、性质和严重程度，所以，并不是所有问题都能通过验血来发现。这一点就好像眼睛只能看到眼睛能看到的部分，手指只能感觉到手指能感觉到的东西一样。

3. 任何化验和检查都会存在有效性、可靠性、时效性的问题，所以常常需要分析阴性率、阳性率和假阴性、假阳性。发现了不存在的东西就是假阳性；存在的东西没有被发现，就是假阴性。假阴性、假阳性率越高，这个化验和检查就越没有意义。所以不要担心阳性结果，也不要忽略阴性结果。

4. 化验、检查再先进、再精确，也不能代替流行病学的分析，不能代替医生对既往史、家族史及发病情况的问诊，也不能代替医生的诊断和鉴别诊断。这就是"辅助检查"的辅助性质。人体是一个系统，诊断系统也需要系统分析。

5. 化验和检查的结果一定要结合临床的变化才有意义。如性激素水平偏低，在青春期是病理性的，而在更年期又属于正常等。这就是个体化分析。

 我们的建议

1. 在化验和检查之前，请先接受医生的询问、分析和检查，并在医生指导下进行相关化验和检查。

2. 针对化验和检查的结果，要保持审慎的态度。

3. 做好化验和检查结果的动态、系统和个体化分析，它比结果本身更重要。

4. 请保留好化验、检查结果和医生的意见，哪怕是"一切正常"的结果，日后有可能有用。

保健答疑

在什么样的情况下需要空腹到医院？

首先，进食会让胆囊收缩，进食也会增加胃肠道的气体和食物残渣，干扰检查，影响检查的准确性。因此，进行胆囊B超、胃肠内镜检查者，应空腹到医院；其次，进食还会影响血液成分，直接导致血糖、血脂的改变，要化验血脂、血糖等相关项目也应在进餐前抽得血液，而一些餐前、餐后影响不大的血液指标，可以不受空腹之规定。另外，进餐后使胃内容物增加，容易造成胃内容物反流，所以，涉及全身麻醉或咽喉部局部麻醉的，应在前一天的晚上禁食，保证以空腹状态接受检查和治疗。

·关于体检·

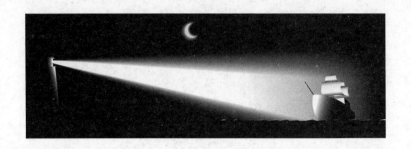

 认知要点

> **体检如同用探照灯探测您生命的夜空，保护着您的生命安全。**

生命不能永生，可人们总希望多多享受生命的美好。再说，医学也很发达了，总能提早发现一些问题。这是一个理性、理想的"成就"。于是，各种体检应运而生。人们为偶尔早发现一个问题而庆幸，也为某些指标的一点点异常而担忧，更为发现了问题而得不到治疗而绝望。当然，更多的时候为体检指标的正常而得意。但是，得意之后，我们又会担心：会不会还有其他问题？当身体出现一点点的变化之后，这种担心又会加重，是不是又得查一查？无穷尽也。人生苦也，人性苦矣。

医学认知

1. 大自然给了您一个完美的生命。您的机体本身就有一套完整的自我预警机制，它与体检、医生的诊察构成了保护生命安全的三道防线，它们各有所长，也各有局限。

2. 生命体的自我预警机制就像您家院子里的看门狗，有状况了就会提醒您。但是，它往往无法区分善恶，有时还靠不住，有时还乱发警告，所以需要体检。

3. 体检就像探照灯，探测着您生命的夜空，能发现问题，但有更多的盲区。它照到哪里是哪里，往往只能看到局部。体检的设备越先进，"照"得越远、越深，越能发现一些不是问题的问题。但也会只见树木，不见森林。另外，设备越先进，误报的可能也越大，有的时候还会草木皆兵。

4. 体检的结果需要医生的分析和判断。医生的分析和判断建立在医学认知之上，它不可能做到完美，也不完备，但相对于体检，较为全面、理性和系统，且符合个体化要求。

5. 比体检更重要的是：保持良好的生活习惯和心情，坚持科学的饮食和运动，在完成自我检测、接受常规体检之后，在医生的帮助下面对种种问题，接受大自然的安排。

6. 要经常放松一下自己的心情，观察一下自身的感受，观察一下自己的情绪，观察一下自己的体重、皮肤、睡眠、大小便、饮食等生理变化，观察一下自己的生活习惯、工作节奏和工作压力是否可能损害健康。这可能比体检更重要。

7. 不是所有的检查都是有意义的，哪怕发现了"异常结果"也不一定有意义。如，当这个问题没有治疗手段时，这样的体检发现只会徒增人们的烦恼；当这个问题可以长期伴随着生命过程时，这样的发现也没有必要，反而还会带来不必要的恐惧和过度医疗；当这个问题发生危害前会有其他的表现来"通知"您，这时的体检结果也没有意义；当这个阳性发现的概率实在太低，全民体检的经济成本、时间成本实在太高，这时，人类只能屈从于自然的安排，并努力研发更为科学的体检方式。

8. 必须说明的是，体检的项目很多，而且会越来越多，但任何检查必定是有"成本"的，有的是个人支出，有的是保险支出等。这是经济成本。当然还会有时间成本，甚至还有健康成本，如体检中的损伤以及可能增加的心理负担等。

9. 另外，体检改变不了您的健康状况，体检只能发现您当下的问题。体检正常并不是"高枕无忧"的资本，有一点异常也不必为此"忧心忡忡"，更不是过度治疗的证据。凡夫畏果，菩萨畏因。正常的生活、正常的饮食、正常的运动、正常的心态也许比检查更重要。

 我们的建议

1. 不要盲目根据周围人的体检结果而接受相应的检查。

2. 接受常规体检，没有一个叫"全面检查"的体检。

3. 有危险因素时应在全科医生的指导下进行相应的检查。

4. 在专科医生指导下完成专科检查。

5. 不以治疗为目的的检查是没有意义的。

保健答疑

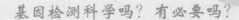

基因检测科学吗？有必要吗？

基因检测当然科学，而且很先进。它可以帮助我们从分子水平认识一些疾病，并提早进行干预。这是人类认知世界、改造世界的一大进步。但是，这一技术和其他技术一样，不可能成为人类健康的全部寄托，它的应用需要更多的哲学思考和应用规范。①基因检测会带来哪些好处？它的负面影响是什么？②什么人、什么情况下需要做基因检测？③哪些问题可以通过基因检测来发现？④基因检测的成本构成和伦理问题有哪些？⑤环境与基因的关系是怎样的？

对于第一个问题，好处是显而易见的，认识自然、认识我们的机体，是人类获得健康的第一步，通过基因检测，可以发现身体的长处和短处，可以对一些疾病采取针对性的措施，进行有效的预防。但是，另一方面，过早发现问题，一定对您的发展有利吗？一个年轻女性，发现自己有乳腺癌的基因存在，难道就因此去切除乳房？这有点不能接受了吧！针对第二个问题，则需要利与弊的分析和的权衡。而第三个问题，则涉及疾病本质，基因不一定是疾病的决定因素，很多疾病是多种因素的综合结果，引起某些疾病的基因还关乎着一些重要的生理功能。至于第四个问题，它存在于任何领域，它需要我们每个人的权衡和选择。而第五个问题更为复杂，因为基因的表达要取决于环境因素，而基因技术并不关注这个。

基因检测，它只是一项技术。它不能成为我们健康的依赖。

什么是全面体检？

全面体检，这是人们的一个普遍愿望。尽管各种检查手段很多、很精细、很全面，但是，目前还没有可靠的方法检测机体的某些功能及各功能之间的协调性，无法检测机体与环境的适应能力，甚至与我们休戚与共的各种菌群也无从检测。一句话，我们对我们的机体了解甚少。目前在做的所谓"全面检查"只是检查机体在物质层面上是否出现异常，甚至连物质层面的异常也不可能做到全方位、全时段。这里，我们提出以下五点建议：第一，要强化自我保健意识，明确自我是健康的第一责任人，并建立符合医学认知的生活习惯和饮食习惯；第二，注意自我感觉和自我观察，日常生活、工作中的一举一动是对机体最好的检测；第三，相信医生，接受医生的常规检查，在常规检查中发现问题；第四，进行专科范围内的检查，这需要医生根据您的个体状况及工作、生活习惯定制；第五，根据危险因素进行相应的检查。

最后，还是那句话：医学检查只能告诉您是否有病，而生活能告诉您是否正常。

尴尬二则

尴尬一：药后腹痛

朋友不适需要服药，信心满满地远程处方。两小时后其微信相告：药后腹痛。当即尴尬、紧张。什么状况？什么原因？后果会怎样？再看处方，妥。电话联系，诉：睡梦中痛醒，疼痛持续中，找不到其他原因。无急腹症风险。嘱：观察，保持联系，有矢气而痛止者，可以继续服药。6小时后联系，得知已再次服药且无恙。

这里有尴尬，但凭着医学和经验的支持，保持了自信，也强化了自我的经验。

但是，请看下面一则尴尬。

尴尬二：医生的疗效

路遇患者，欣然相告：医生，我的病好了。我正高兴着，患者又来了一句：您的药我还没有吃。

我的天哪，这个"病好"和我没关系啊！尴尬啊，差点表现出得意。但是，反过来一想，假如她吃了我的药且"病好"了，那我岂不是真的会很得意？那时，虽然不会尴尬了，但我的经验系统、学术认知都会因此而扭曲。这时，尴尬的应该是我的"自信"。而且，我知道已经有这样的尴尬植入了我的经验之中。可怕啊。

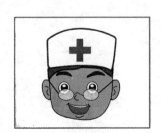

身体奥妙不可测，医疗有限不可知。阿弥陀佛。

东盛的实践

东盛公司，创立于 1998 年，现有员工近 300 名。创始人陈雪尧对健康问题有一个"3999 原则"的认识：

"3"是指人体有 3 个医生，即：自我、全科医生、专科医生。他们分别完成 90%、9%、0.9% 的医疗保健任务，剩下的 0.1%，那是我们每个人的宿命。因此，他认为"自己是健康的第一责任人"，而全科医生则能帮助完成这一责任，并帮助找到专科医生。于是，2015 年我成了他们公司的健康顾问。心得如下：

• 服务内容涉及问题广泛，很难用单一专科来应对。

• 个体化的、针对问题的健康教育是咨询服务的重点和价值所在。

• 价值很难被理解。预防保健知识、健康理念等带来的利益很少被认可，反而是一些适宜技术的应用往往更能被认同。

• 阻止了多起盲目就医和用药，提高了就医效率和诊疗的准确性。

• 保证了咨询意见的正确性。这一点很重要。所有员工都知道他们的董事长已经为我们的服务付费，我们会尽力服务于他们。

• 重复和坚持是我们的重要手段。很多医嘱只有通过重复和坚持才

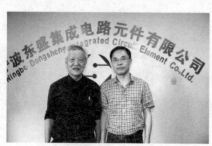

能得到有效的执行并获得收益，这一点很难，远比想象的难。

• 一些风险问题很难应对，需要法律层面的支持。

·关于看"好"病·

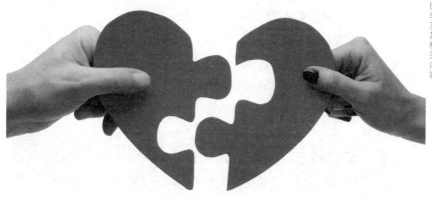

匹配就好。

 认知要点

看病不只是医生的事，您自己是您的健康的第一责任人。

对于健康问题，人们常有这样的困惑：要不要去看医生？去哪里看？找谁看？看中医，还是西医？找错了门、跑错了庙的现象时有发生。跑勤了，浪费时间和精力，也浪费医生的时间和精力；忽视了，则延误病情。还有，医院及医院的专科林林总总，医生都是专家教授，找到适合的专家也不是一件容易的事。就算看上了，也往往是半天排队、三分钟看病，那些医学专业术语更是让人晕头转向。看"好"病，还真不容易。

医学认知

1.为看"好"病，首先要明确您自己是您的健康的第一责任人，在平时要了解您的身体，了解基本的医学知识和疾病知识。比如，读一读这本书就是一个很好的选择。

2.就医前的准备很重要。医生不光通过直接的体检、病史、各种化验、检查分析您的问题，还会从您的就医状态、语气、态度、陈述病史的水平等获得相关的信息。另外，您需要对问题进行一定的整理，做到"明确事实，少作判断"，这会让医生高看您一眼。

3.要了解自己的问题及问题的演化过程和规律，对于新发问题，更要注意问题的变化规律及相关表现，注意问题发生的原因和（或）诱因及时间秩序，并要分析这个问题对您生活、工作的影响程度，注意饮食、大小便、睡眠、出汗等的变化。

4.拥挤、盲目、临时、随意等情况下通常很难看好病，因此，需要改变您的就医行为，如先寻求您的家庭医生或全科医生的帮助。另外，医生喜欢问"问题"的患者，不喜欢"听话"的患者，除非这个医生很忙，或这个医生没有水平。但您得注意问题的逻辑性和严密性，切忌唠叨式的提问。没有提问，只会"听话"，往往不能正确理解"医嘱"。

5.有下列情形者，应立即急诊就医，可以求助120：①动脉出血者；②呼吸困难、头痛、头晕且原因不明，以前没有经验者；③原因不明的发热、胸痛、腹痛等表现者；④胸腹及头颅外伤者；⑤意识障碍、动作、言语、视力突然变化者；⑥中毒者；⑦可能危及生命的其他问题。

6.对于性质不明的问题应选择全科医生咨询，以帮助您分析和观察。对已经明确的专科问题，可以选择相应的专科医生，也可以请全科医生帮助选择相应的专科。对于慢性问题则需要选择自己的全科医生，建立稳定的联系，让他负责您的健康管理。

7. 很多人会打听某个医生的专长是什么，这是一个错误的问题。它的背后其实有一个前置条件，即：您明晰了您的问题。可是，您可能"诊断"错了您的问题。您的问题和医生的专业进行配套，这应该比治疗本身更专业，更重要，也更难。

8. 不要相信周围人的介绍，哪怕是有相同"疾病"的患者的介绍，因为，这种介绍"不适合您"的可能性很大。不要到处求医问药，因为，您没有能力选择，遇到骗子的可能性更大，通常，还是寻求您的家庭医生或全科医生的帮助更好。

9. 不要相信诊室里的患者"现身说法"，因为，来到诊室里的患者都是有效的患者，无效的患者已经用脚投票走人了。

 我们的建议

1. 带上身份证。

2. 就诊前不要化妆，不要戴各种首饰、配件。这些有碍就医。

3. 着衣应易解易脱，不宜过紧，最好是分体、系纽扣的衣服，不宜穿连衣裙、连裤袜等。

4. 带上既往就诊记录及化验检查报告，并按时间顺序整理妥当。

5. 根据要求进行相应的准备，如按规定时间的禁食，憋尿，清洁肠道等。

6. 如实向医生报告情况，特别是治疗之后的反应，千万别讨好医生，需要您讨好的一定不是好医生。

7. 就诊时必须完全相信医生，这时的您没有讨价还价的余地。医生是最希望您好起来的人。

保健答疑

很多时候，为什么查不出来病？

我们经常遇到这样的情况，患者自觉不适，或者医生也怀疑有问题。但是，总查不出来疾病。对于这种情况，我们有以下分析：

第一，对于经过各种检查而查不出来问题的情况，我们是这样认为的：不是查不出来病，而是查了没病。这时，您应该庆幸自己没有患上医生怀疑的疾病。

第二，我们不得不承认，尽管医学已经很发达，但是，对生命的了解还很少，对功能性问题、精神问题的了解更少。如此，查不出来病也在情理之中。

第三，很多疾病在早期阶段的确无法诊断，各种检查尚不会有阳性结果。这时，请给医生更多的时间进行分析和观察。

第四，不得不承认，医生有疏忽的可能，医生有知识的局限，医生有先入为主的思维导向性错误等。医生是人不是神。

第五，患者也会误导和干扰医生的分析和检查，这种现象时有发生。

如何避免医患关系的紧张？

医患关系的紧张已经到了伤医事件频发的程度，这实在让人心痛。在此，我只能感慨一句：在我当年的《行医日记》中的种种困惑演变成了现在的血腥。在血腥事件发生的时候，人们总会从道德、法律、人性等角度加以分析和谴责，寻找原因，寻求方法，甚至提议用暴力对抗来保护医生。在血腥之下，人们是难以理性地分析和应对的。只是，我们所有人都将面对血腥事件所带来的后果。

伤医事件，最受伤的当然是医生，每一件伤医事件伤害的都是医生的心，没有了这个"医生的心"，结果会怎样？离开医疗行业的医生数量是看得见的统计结果，问题是那些没有离开的医生会怎样？被伤了心的医者存在于医疗岗位，他们的内心会不会有所变化？这难道是您想要的吗？伤医事件，伤到的是个别医生，离开的也是个别医生，影响的却是整个医疗行业。医生最多只是失去了"医生"这个职业，但是，整个社会（包括您和我）失去的却是医疗的保障！

面对伤医事件，医生们总想保护自己。这可以理解，但是，我不主张对抗性保护，相反，应该赢得人们的理解和支持。医疗行业离开了社会就没有了存在的价值。只有把医疗行业的成本、投入及各种困难公开，取得社会公众的理解，把医疗行业融入整个社会发展之中，才有医学的未来，才是人们的福音，这正是我18年之前《行医日记》中的企盼。

产钳与秘方

钱伯伦是一个助产士家族。他们发明了产钳,如图,两个扁平的叶片与胎儿的头形相吻合,牵引头部,帮助胎儿顺利娩出。

这一发明让婴儿的出生变得安全了很多。但是,他们为了赚钱,一直保守着秘密。他们把器械装在箱子内随身携带,分娩中的妇女被蒙上眼睛,其他人禁止入内。他们用敲木棒和摇铃的方法掩盖声音。100 多年后,家族中最后一位成员在死之前,公开了这项秘密。全世界的妇女才得以接受这种相对安全的助产方式。

一副产钳,木箱子,蒙上眼睛,敲木棒和摇铃,太多的母子生命,还 100 年。所有这些,您会怎样想?

道德!对,首先是道德谴责。是啊,这 100 年间,有多少母子因为没有用上产钳而离世。这是事实。

另外的事实还有:在解密之后,又有很多母子因使用产钳而得以平安。假如钱伯伦有后人,那我们是否应该主动对他们表示谢意?注意,这一技术目前还在用,是产科的第一工具,我们都在受益。

更需要注意的是,世上还有很多类似的技术因为某种原因正在被保密着。我们应该怎么办?

还有,因为保密有神秘感,这会让很多骗子利用这一点,他们造成的伤害远大于技术带来的收益,我们又该怎么办?

我们需要给技术一个阳光、公平的环境。秘而不宣不利于学术本身,也不利于社会。

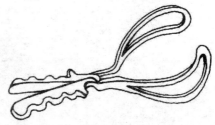

寒气、湿气

游泳后洗澡，发现有人后背通红，问之。他说：以热水冲洗，可以祛除寒湿。我问：哪来的寒湿？他说：游泳时进去的啊。我问：谁告诉您的？他说：大家都这么说的啊。我说：从您后背皮肤的颜色来看，这种方式一定对您不利。他说：那寒湿怎么办？

这里，借此一答：

1. 广为人知的寒、湿，在中医学中并没有明确的定义，中医学的教材也只是对寒邪、湿邪的性质和特征做了说明。

2. 中医学有六淫之说。淫，即"过"也，不过不为邪。作为病理性因素，无论是寒或湿，都必须达到"过"的程度。游泳时并无太过之寒湿。

3.《临症中医视角》把"寒""湿"定义为功能减退时的状态。运动能激发机体功能，游泳时"寒""湿"应该更难进入机体。

其实，现代医学已经明确了很多寒、湿的本质，功能减退、循环不良、病毒感染等都可以表现为"寒""湿"。另外，顺便提一下，口唇疱疹只是病毒等感染，便秘只是排便功能不良，口苦只是消化道下行不畅或口腔不洁所致。这些，不必以"上火""湿重"来表述。

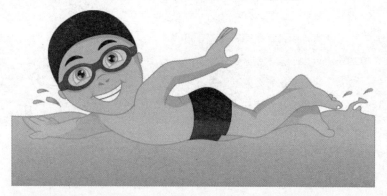

·关于中医·

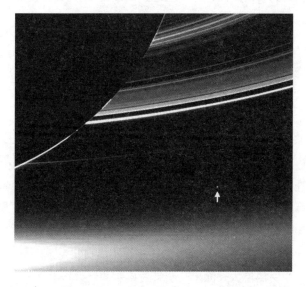

　　2017年4月12日，卡西尼号在14亿千米之外回望了自己的家园——地球。就在那个小点上，演绎着世代更替，生命万象。我们的祖先在几千年之前，就有了这样的视角。中医，大学也。

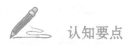 认知要点

> **中医很好，很伟大。中医，大学也。**

　　中医是中华民族的瑰宝，它的很多名词术语都成了人们耳熟能详的用语，关键是它在很多时候还给您的健康带来了收益。这

是正面的声音。但是，反过来，它被一些人称为"有意无意的骗子"，它与现代医学、现代科学难以相融，甚至还与神医、巫术相伴。我们应该如何看待中医？什么时候可以找中医看病？找什么样的中医看病？

这里，我们想说的是，中医很好，很伟大。中医，大学也，至少它在一个"大学"的环境中长大。

 医学认知

1. 中国的古人在没有发展出现代科学和现代方法的情况下，对人体乃至宇宙就有了深邃的了解，并且有了很多的总结和应用，这真是奇迹。它不光创造了古代的中医学，也许还有助于现代医学的发展。正是基于对这种价值的理解，才成就了我的《临症中医视角》，注意，书名不是《中医临症视角》。

2. 中医的伟大，除了一些针对疾病的治疗技术之外，更多的在于它对宇宙、对生命的理解，它把生命置于宇宙的一般规律中进行考察。尽管它不够精细，但它关注的范围之广、维度之多，实在是我们当代所不及。对医学而言，它不光关注肉身、心理的影响，还注意机体与环境的关系，并创立了相关的认识理论体系和分析方法，所以，我们称之为大学中医。

3. 我们相信，先人的聪明才智并不比现代人差，至少没有质的区别。古代医者和现代医者一样，都付出了艰辛的努力，都值得尊重。我们尊敬古人用劳动、智慧、鲜血，甚至用生命探索而取得的医学成果。但是，当代有当代的发明和发展。我们尊重古人的成就，但也无须厚古薄今。也不必用古代的那些故事来证明中医的伟大。我们不应否定过去，但也不必泥古不化。

4. 在古代，生活节奏慢，竞争少，有利于古人对一些事或物进行长时间、全面且系统的观察，包括哲学层面的思考。所以，我们有"格物致知"治学方法。这一点，现代人反而很难做到。因为现代人节奏太快，工具太多，每个人都不得不跟着时代的快节奏往前奔。开车太快，往往看不到两边的风景。

5. 在现代医学条件下，中医学至少有五点优势：①有一套完整的哲学理论，并很好地应用于临床实践；②病因学上重视心理、环境、饮食等对人体的影响；③治疗手段多样，如对消化不良，尽管没有多酶片，没有胃肠减压，但有针刺足三里、餐后百步行等治疗和（或）保健方法；④贮备了众多天然药物；⑤积累了几千年的临床经验。

6. 中医的疗效缺乏对照分析手段。林德医生首次用对照的方法研究坏血病之后，西方也是经历了几百年的摸索才最后确立了大样本、随机、多中心、双盲对照试验。对此，中医界应该拿来一用。

7. 承认中医学的落后和局限，也许更有利于中医的发展。不得不承认的是，望诊只看到了舌头和口腔黏膜，而不能看到胃黏膜的变化；没有心电图，只能通过把脉略知一二；没有化验，只能口尝尿液；没有药理学，只能"神农尝本草"；知道"天癸"的存在以及机体的生长规律，只是不知道性激素的变化；认识到了经络，但把神经、血管、肌索、筋膜等组织混入其中……但中医不失伟大。

8. 谨防"中医认为……"这样的说法。很多"中医认为"往往不是中医认为，它们只是某个中医人的"认为"，他也许是古代，也许是当代的；也许是口头上的表述，也许是著书或论文中的阐述。很多时候还只是某个人的胡说八道。比如，我在这里也来一句"中医认为……"，那就惑众了。

9. 应结合时代背景理解中医学的一些记载。瘴气、肺气、风寒、气血等名词都有其特定的时代背景和语义，同时也带有时代的局限性。理解这些名词必须先还原当时的语境，否则会牵强，甚至出错。

 我们的建议

1. 不要把中医独立于现代医学之外。中医的一些诊断方法、治疗方法都应放入现代医学、现代科学的语境以及学术体系中加以应用和发展。这不是说传统中医学的术语不好，而是离开了当时的语境，无法表达当时的含义，现代社会需要现代的表达。至于那些文化性质的表述，或深奥的用语，则应交给文化人士或考古专家。

2. 用时代精神发展中医学。我们需要有王清任的改错意识和张锡纯的参西精神。但是，当代人不必奉《医林改错》和《医学衷中参西录》为经典，因为他们只是改了那个年代之前的错，参了当时西方医学的果。

3. 坚持医学的科学性。古代中医有科学，现代中医更如此。从《黄帝内经》对解剖的粗浅记载，到华佗开颅开腹，都是一种科学之精神，现代中医更应接纳现代医学和现代科学的观点和方法。

4. 坚持逻辑精神，先从语言逻辑上把关中医的学术表述，然后是哲学逻辑，最后希望能实现数学层面的精准。

> 若夫八尺之士，皮肉在此，外可度量切循而得之，其死可解剖而视之，其脏之坚脆，腑之大小，谷之多少，脉之长短……，皆有大数。
> ——《灵枢·经水》

保健答疑

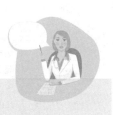

什么是阴阳平衡？

阴阳平衡只是针对系统而言的。

我们以食物的消化过程为例来理解阴阳及阴阳平衡。进入体内的食物为"阴"，而胃肠的消化能力则为"阳"。二者构成了一个系统的两个面。正常情况下，阴阳是平衡的，即有多少食物进入胃肠，就需要有相应的胃肠消化功能来消化；有多强的胃肠消化功能，才能消化相应的食物。食物的多少与胃肠消化能力的强弱处于相对的平衡状态。但是，由于人性贪吃，或由于胃肠有病变，导致了胃肠无法消化这些食物，都会导致阴阳的失衡。这时为了恢复这个平衡，中医有催吐，西医有胃管减压；中医还有细嚼慢咽、餐后百步行、针刺足三里等方法以增进消化，西医则用多酶片、吗丁啉等帮助消化，甚至还有直接的"肠外营养"，解决了"胃肠功能实在不行"或"胃肠需要暂时休息"这样的临床难题，实现了另一种形式的阴阳平衡。总之，阴阳平衡是总则，但实现阴阳平衡的手段可以是西医的，也可以是中医的；可以是古代的，也可以是现代的。这就是我对阴阳平衡的理解。

离开了系统，无所谓阴阳及阴阳平衡。

什么是"治未病"？

"治未病"是中医的特色，被广为宣传，也被人们所熟知。为了更准确地了解"治未病"，为了更好地应用"治未病"，我们先

看看它的出
处，如右所
示。我们耳
熟能详的是
后面那两
句："是故

> 故阴阳四时者，万物之终始也，死生之本也，逆之
> 则灾害生，从之则苛疾不起，是谓得道。道者，圣人行
> 之，愚者佩之。从阴阳则生，逆之则死；从之则治，逆
> 之则乱。反顺为逆，是谓内格。
> 是故圣人不治已病，治未病；不治已乱，治未乱，
> 此之谓也。
>
> ——《素问·四气调神大论》

圣人不治已病治未病，不治已乱治未乱。"但是，它还有上下文。
前面的"阴阳四时者，万物之终始也，死生之本也，逆之则灾害
生，从之则苛疾不起。是谓得道。道者，圣人行之，愚者背之，
从阴阳则生，逆之则死，从之则治，逆之则乱，反顺为逆，是谓内
格。"这里，我们无法知道"内格"是什么病，但知道尊重自然，符
合自然变化，按照自然要求行事、养生，是健康的前提，所以，才
有后面的"是故圣人不治已病治未病，不治已乱治未乱。"注意最后
的"此之谓也"。也就是说，这两句话是指前面说的内容。所以，治
未病，真正的含义是尊重自然，符合自然规律，按照自然要求行事
和养生。现在的生活方式、饮食、环境、医疗、用药，甚至是预防
医学都应该接受这个"治未病"理论的指导：它们是否符合了自然
之"道"？是"从"之还是"逆"之？如何"从"？为何要"逆"？
这是中医学带来的思考和价值。

如何认识望、闻、问、切四诊在当下
医学中的价值？

望、闻、问、切四诊的本质是一种诊察手段，意在把握机体
的变化，望、闻、切是视觉、嗅觉、听觉和触觉对机体变化的感

知，问诊则是了解患者自我感觉及其疾病变化过程的方法。这样的诊察方法显得古老和落后，但是，不可否认的是这些方法还是现代医学的基础。我们的先人以这样的方法发展出一门医学，非常伟大。现代医学发展出的各种检查，只是拓展和精确了视听范围，使医学观察和诊断超越了人体的感官范围，也避免了感官的误差。生化检查，明确了血糖值，而不需要通过尝小便而发现糖尿病；X光、B超检查让我们能观察机体脏器的各种变化；显微镜、内窥镜检查让我们看到了微小世界等。过去的舌诊是望诊，现在的显微镜所得、胃镜所得也应该是望诊内容。关键是中医学的学术体系能否接纳这样的望诊所得？

什么是"整体机能状态"？

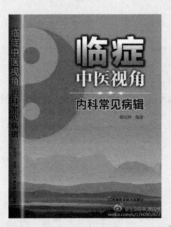

在拙作《临症中医视角》中，我对"整体机能状态"做了较详细的论述，这里先简单举个例子。一个肺炎患者饿了，这时，给他一份合适的餐饮会不会有助于肺炎的治疗？回答应该是肯定的。这样的临床帮助，就叫作整体机能状态的纠正。"整体机能状态"是指机体在某一时刻所表现出来的一种状态，它既可能是机体本身变化的结果，也可能是疾病所造成的。针对这种状态，中医学发明了"辨证论治"的方法加以分类和治疗。

中医医生是不是越老越好？

医生是个特殊的职业，它需要一定的经验积累，其成才之路相较于其他行业漫长得多，"医生越老越好"有一定的道理。但是，中医有点特别，上百岁的老者还在行医，还好像更有行医的价值，这就需要思考了。人们普遍认为，中医越老越好，大致有以下几个原因：第一，中医所治疗的疾病以功能性、心理问题为多，需要安慰，而"老"了的中医在这方面更有技术，也更容易被信任；第二，在人们普遍认为"中医越老越好"的背景下，年轻的中医难以被认可，患者就诊喜欢找一些老中医，即"中医越老越好"是人们的认知所导致的结果，而非本质；第三，部分老中医的确掌握着一些特殊技术，并秘而不传，直到老了才相传，最后，形成了"老中医"的文化。

当今社会是知识爆炸的时代，新知识、新技术不断涌现，老中医过去秘而不宣的"秘方"很多已经被阐明原理，成为人们的"常识"。相反，医学的新知识、新技能不断涌现和更新，而接受新事物恰恰是"年轻人"的强项，需要"年轻人"的精力和能力。所以，当今社会，我们要尊重老中医，但更要看好年轻中医的知识和能力。

如何煎中药、服中药？

第一，关于煎药器皿：传统煎中药一定要用陶瓷器皿，这有一定的科学性，因为陶瓷性质稳定，不会与药物发生反应，而且，当时也只能找到陶瓷这样的器皿煎药。现在，我们认为，只要表面性质稳定的器皿都可以。

第二，要用现代理化知识认识中药及煎中药。煎中药的本质是利用热力促进中药中的物质溶于水中，并发生一些化学反应。这里，需要有现代物理学、化学和生物学等知识的应用。如像石膏这样难溶于水的中药，煎得再久、用量再大也不能增加其在汤汁中的含量，那些大剂量应用石膏的显然没有任何意义。还有，大剂量使用茵陈，会像棉花一样吸走大量的药汁；大剂量使用薏苡仁，会把中药变成一锅粥，严重影响其他中药作用的发挥。

第三，中药的常规煎法：冷水浸泡 15～30 分钟，加水，超过药面约 2cm，根据火候要求，煎煮 15～30 分钟，取汁 130mL 左右。再加水至刚没过药物，煎煮 10～15 分钟，取汁 130mL 左右。

第四，根据医嘱采用一些特殊的煎法。先煎：煎煮大包中药之前，将药物先煮 10～30 分钟，然后再放入其他药物；后下，大包中药煎煮行将完成前 5～8 分钟放入药物；包煎：用纱布包裹药物，然后再放入大包中药同煎；烊冲：一般为粉末状或胶状药物，在取汁后放入。

第五，一般情况下，我们建议利用做晚饭的时间煎药。

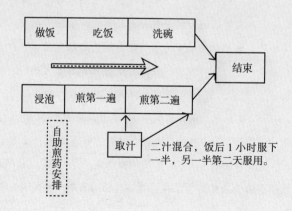

171

①做饭时加水浸泡，冬天宜稍加热浸泡；②吃饭前大火烧开，吃饭时小火煎煮；③通常在饭后取第1剂药汁；④洗碗时加水煎第2剂；⑤到时间取汁弃渣；⑥将两次药汁合二为一，晚上服用一半，另一半第2天服用。

另外，关于中药煎剂不能隔夜的说法，在古代是有道理的，因为隔夜中药会受到老鼠等小动物或小虫子的污染。当代的卫生条件、贮藏条件已经完全可以让中药煎剂过夜了。

最后想要说的是，人们总认为现在服中药的效果下降了，这里一方面有中药质量下降的因素，另一方面是现代人的问题变了，现代人的营养状态和生活方式引发了新的疾病问题。面对这种变化了的疾病，沿用过去的治疗方法当然没有效果。当下的问题需要在当下寻求解决方案。

什么是补品，我们需要什么样的营养？

对机体来说，当需要某种物质时，这种物质就是补品。也许可以这样定义：机体需要，但不容易获得的物质都是补品。根据这个概念，我们可以进一步分析补品。对于处于生长期者，蛋白质就是补品；对于月经过多，或其他原因失血过多者，含铁食物就是补品；对于用脑过度者，旅游、听音乐等放松大脑的方式是"补品"；对于营养过剩又缺乏运动者，增加肢体的运动是"补品"；对于工作紧张，压力较大者，"宣泄"是"补品"；对于心气高涨者，"慢"是"补品"，诸如此类。每人都有符合自己的"菜"。古人食物缺乏，所以"补"的概念重点是"吃"。现代人应该根据现在的饮食条件、工作性质、生活习惯等实施进补，绝不应该拘泥于过去的经验和方法。

如何看待经络及针灸？

对经络的认识和应用是中医学的一大特色。但是，到目前为止，现代医学也没有发现经络的存在。目前能够肯定的是，经络系统凝集了几千年来人们对一些生理现象的观察和总结，解释并指导了一些临床实践。但经络系统中也夹杂了一些神经、血管、肌束、腱索等结构和功能。对此，我们先要承认这些生理现象，承认相关的临床应用事实，并用现代的检验、分析方法加以论证，最后用证据证明经络及其应用的价值。对于生命，我们相信"看不见的彩虹"更为灿烂。我们只是盲人摸象，也许还是盲人摸彩虹，切不可对经络及相关应用进行过多的推演。

就事论事

用针灸治愈了患者的半年旧疾。

患者说：祖国医学真好，真伟大。

我说：我没有资格为祖国医学增彩，请别这样说。

患者说：哦，那就说"中医真行"。

我说：不对，我不能代表中医。这样认为一定会被那些假"中医"所骗，千万别这样说。

患者说：那我该怎样表达？

我说：你只能说，蔡医生，你的针灸真行。

我又说：不，也不能这样说，你只能说：蔡医生，你的针灸对我这个病真行。

我又说：你还不能这样说，你只能说：蔡医生，今天，你的针灸对我这个病真行。

这样：

理解了前半段，对您有利。只有这样，您才不会被骗子所骗。

理解了后半段，对我有利。只有这样，您才会允许我以后的失败。

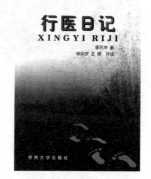

牧民的启示

去蒙古旅游，第一次骑马，竟让它跑了起来，挺欢的。可离队一远，面对空旷的草原，怕了，停下来等人。停下的马开始低头吃草。不时，经营的牧民赶了上来，对我大呵斥：不能让它吃。我反问：为什么？何必这样凶！让马吃一点不行吗？他说：不到点让他吃，要犯胃病的。

多年过去，记忆犹新。它一直指导着我的临床。

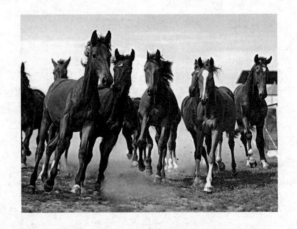

第四章

/

关于疾病

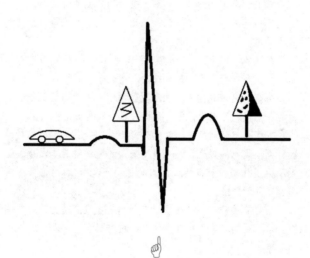

生命之路不好走，况且还有各种意外。

正常就好，但生命还得接受"不正常"，疾病、衰老和死亡时时威胁着人类。还好，人类社会发展出了医学，对一些常见病、多发病有了基本的认识和应对的方法。只是疾病的原因很复杂，对疾病的错误认识和错误干预很普遍。这里，我们希望您理性地面对它们，甚

> "我老了，病了，都是因为年轻时劳累所致。"这话几乎成为很多人面对疾病时的借口。事实上，老了就会有各器官的退化，产生各种问题，与年轻时累与不累并无绝对的因果关系，年轻时生活安逸，到老也同样会有疾病，只不过，安逸会有安逸的病，劳累会有劳累的问题，人类只能平静地接受。这就是生命。

至接受它们。生命过程总是伴随着疾病。

1. 疾病是医学对生命某一过程、某一阶段的一种命名。

2. 疾病不是敌人，它是善意的提醒。它让您知道生命的某些方面出了问题。

3. 很多疾病只是因为我们想"活"得更好、更长寿而存在的，如高血压本身不是病，只是对我们长远生存不利。

4. 很多疾病只是我们人类在演化过程中必须付出的代价。如痔疮就是直立行走付出的代价；颈椎病则与伏案工作有关。

5. 很多疾病与衰老有关，如胃炎，40岁以上的人90%有慢性浅表性胃炎，这时的胃炎还是一种病吗？还是一种衰老？也许更是后者。很多疾病与长寿相关，人类平均80岁左右的寿命带来很多的麻烦，如肿瘤。

6. 疾病与非疾病在很多时候没有明确的界限。这给治疗带来了难题。治疗疾病既要考虑疾病本身的利与弊，也要考虑治疗带来的利与弊。

7. 机体有完善而强大的自我修正和恢复机制，最大范围内地利用这一机制是治疗的基础。自愈比治愈更可靠。

8. 把疾病的治疗交给医生，交给医院，他们更专业。您只需要理解、支持和配合，配合医生观察和治疗，并在心理、饮食、运动等方面促进疾病的康复。

·关于发烧·

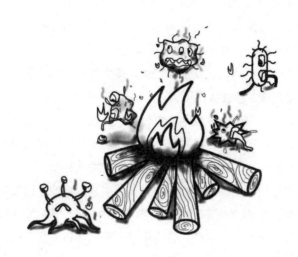

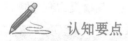 认知要点

> 　　发烧只是机体的自我预警讯号，同时是机体针对疾病寻求自我恢复的手段。医生、患者都要利用它。发烧时，人难过，病菌更难过。

　　发烧，让人不适，更让人害怕！低烧，担心隐藏的问题；高烧，害怕各种变化，害怕烧坏大脑。孩子发烧，全家乱套，平时所信奉的"是药三分毒""抗生素杀不了病毒"等全忘了，只求快一点退烧、退烧、退烧，什么方法都会用上，只是想快点退烧！

　　可是，先别急于退烧。担心发烧、害怕发烧，很多时候只是您焦虑了。

医学认知

1. 机体有一个恒温机制，它把体温控制在37℃左右。当这一机制失灵或体内产热过多，产热大于散热时，就会发烧。注意，37℃左右是指机体的中心温度，日常测得的口腔、肛门、耳腔温度略有不同，请注意它们的变化。

2. 发烧是机体出现状况，特别是微生物感染的信号。老年人因反应弱且慢，往往体温不高，年轻人则相反。

3. 记住一句话，发烧让人难过，但病菌更难过。发烧是机体针对病灶的一种治疗，很多病灶因此而自愈，我们需要利用这一机制。医疗的一个重要内容就是为自愈提供的支持。

4. 寻找发热的原因比退热更重要。引起发烧的原因很多，感染微生物、体内产生不正常的物质（如肿瘤）、甲亢等都可以引起不同程度的发烧。另外，还有中暑、受风寒等干扰了机体的散热系统而发烧。

5. 不同性质、不同原因引起的发热，其程度会有不同：低烧（37.5℃左右）的原因最复杂；38℃以上的中等程度发热大多因于感染，是机体对抗微生物的防御；39℃以上通常提示感染严重和（或）存在散热障碍；40℃以上或更高的体温会影响机体的代谢；41.6℃是已有医学经验下，人体能够承受的极限温度。

6. 发烧对机体的影响是多方面的，一般随着体温升高而加重，除了造成机体不适之外，通常会使机体代谢加快，心率、呼吸频率提高，能量消耗增加。同时，体温升高使酶的活性下降，导致食物消化吸收和肝脏的加工转换能力下降。所以发热患者通常应减少蛋白、油脂类食物的摄入，而应增加水和碳水化合物的摄入，以利于机体代谢。

我们的建议

1. 注意饮水。发烧引起的代谢加快多伴随着水分丢失，所以要适当加大饮水量。必要时输液补水。

2. 均衡饮食。以碳水化合物为主，蛋白和油脂不宜过多。

3. 补充维生素 C，多吃新鲜水果。感染性发热宜大量补充维生素 C，口服或输液。

4. 加强散热。通常宜敞开躯干处覆盖的衣被，并注意四肢保暖，因为躯干的大血管相对丰富有利于散热，而四肢的神经末梢相对丰富，受凉会引起反射性体温升高。保持机体微汗，大、小便通畅。注意环境温度、湿度，以清凉通风为原则。

5. 关于退热的原则。对于感冒、咽炎、肺炎等感染性发热，通常不需要进行退热，人难过，病菌更难过。只是当患者精神差，小便量少色黄，且因为发热而影响进水、进食时，则予以退热。非感染性发热，在明确病因，或机体不能耐受发热时，予以退热。另外，当机体出现不可耐受的其他情况，如心率过快、头痛、烦躁等，应及时退热。

6. 注意观察。观察发热的时间、变化规律以及引起发热的可能原因，观察机体的大小便、饮食、出汗等生理情况。

7. 就医。原因不明，建议就诊于社区家庭医生；原因明确，可以就诊于相应专科。情况紧急，应急诊就医。有"整体机能状态"变化时，请接受中医治疗，予以相应的纠正。

保健答疑

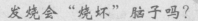

发烧会 "烧坏" 脑子吗？

发烧 "烧坏" 脑子是人们普遍担心的问题，特别是儿童发烧引起惊厥时。而事实上，惊厥通常能自行缓解，并没有引起大脑损坏的案例，目前也没有相关证据证明常规发烧对大脑会造成不可逆损害。一些发烧患者出现的精神症状，如嗜睡、烦躁等只是因为影响了大脑的工作机制。一些发热患者出现大脑受损现象，往往是大脑病变引起的发烧，而非发烧引起大脑损害。当然，极高热（41℃以上）的患者在缺乏保护的情况下，可以损伤大脑。另外，发烧还可以引起电解质的紊乱、酶活性的下降等，影响机体的多种功能和代谢过程而导致诸多临床问题，所以，发烧患者需要更多的医学照顾。

发烧患者可以吃冷饮吗？可以吃水果吗？

发热患者当然可以吃冷饮，而且冷饮的低温和提供的热量还适合发热的纠正，只是需要缓慢、多频次的给予。至于水果，其丰富的水和维生素更是有利于机体的代谢。

感染性疾病急性期患者以水分多、维生素 C 含量高的水果为宜，如橙子、苹果等；慢性消耗性患者以热量高的水果为宜，如榴莲、香蕉等（糖尿病患者应把这些计入摄入总量）；便秘患者宜纤维含量高或带籽的水果，如火龙果、猕猴桃等。

有人将水果加热后再吃，这是一种错误的方法。加热水果会破坏维生素等物质，也会使水果失去原来的美味。有些家长担心患儿吃水果会受凉，特别在冬天，更加害怕水果的"冷"，有些还认为水果有"寒气"，会加重病情。对此，我们提出以下观点：第一，水果冷，但是，机体能耐受这种冷，更何况是发烧的患者，对于孩子，更不必担心，哪怕是在大冬天，孩子也能接受水果的这点冷，因为孩子的生命是"小火苗"；第二，就算冷，也可以慢慢吃，在口腔里停留的时间足以加热水果；第三，机体需要这些冷的刺激，参见"如何做到'三分饥和寒'"相关内容；第四，假如您还不能接受水果的冷，那只是您的玻璃心无法承受这个"冷"了，有一种"冷"，那是老人的"冷"，那是老人以自己的感觉做出的判定。另外，有人认为吃了水果后孩子会有发热加重或咳嗽加重的现象。其实，这是您的主观想象，与冷和水果之冷无关。

·关于感冒·

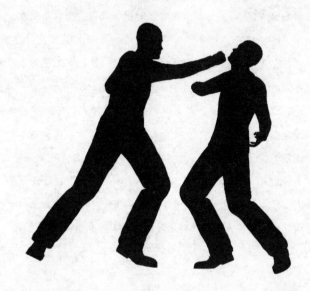

感冒就像打架，会有麻烦，但未必全是坏事，当然还有可能会死人。

 认知要点

感冒是病毒感染所致，不是着凉、疲劳的结果。

谁都知道感冒会自愈，吃药一周，不吃药七天。只是感冒太难受，影响工作、影响生活。孩子感冒，家长更是担心，担心感冒发热引起肺炎、脑炎等疾病。而事实上，不是感冒引起肺炎、脑炎，而是肺炎、脑炎在初期表现为感冒。只是初期很难鉴别，甚至无从鉴别，有时连化验也无法区别，像过去的脊髓灰质炎（小儿麻痹症）在初期只表现出感冒症状，而一旦患儿出现行走异常，则为时已晚，这就是医生的难处，也是患者担忧的原因。医生也只能尽早发现或排除问题，给感冒一个合理、正常的康复环境。

 医学认知

1. 感冒是急性上呼吸道感染了病毒所致。人们通常所说的"感冒"，其实还包括了上呼吸道的其他微生物感染。流行性感冒的传播能力和危害与病毒的性质有关。引起感冒的病毒种类很多，主要有鼻病毒、副流感病毒、呼吸道合胞病毒、埃可病毒、柯萨奇病毒、冠状病毒、腺病毒等。

2. 很多人认为感冒是受凉、疲劳等引起的。而事实上，受凉或疲劳只是增加了病毒感染的机会。机体长时间受凉或疲劳会导致机体代谢下降，循环减慢，鼻咽部分泌物减少等，病毒容易感染。另外，有些感冒病毒可以长期潜伏在体内，受凉、疲劳等会引起其发作，这是普通感冒反复发生的原因。流行性感冒则根据病毒的性质进行传播。

3. 机体在营养缺乏、营养失衡、脱水，或有基础性疾病如糖尿病、心衰等情况下更容易感染病毒。正所谓"邪之所凑，其气必虚"，儿童，尤其是新生儿，因为体内缺乏针对相应病毒的抗体，所以很容易感冒，并产生相对严重的病理过程。

4. 感冒引起的临床问题多样，除了通常的流涕、咳嗽、咽痛之外，还可以引起肌肉酸痛、肌筋膜炎、出汗异常、皮炎、关节炎、软骨炎、肺炎、肾炎、心肌损害等。感冒很复杂，有些会产生严重的后果，对待感冒不可掉以轻心。

5.大部分感冒都有自限性，这得益于机体的自愈能力。一些特殊病毒则可能造成严重的损害，甚至危害生命安全。所以，呵护和观察很重要，甚至比治疗更重要，必要时应该寻求医生的帮助。人类已经不需要担心狮虎猛兽的威胁，而微生物才是真正的可怕。可以肯定地说，更多的生命死于后者。

6.预防感冒最有效的方法是提高机体的免疫力，正所谓"正气存内，邪不可干"。为此，平时要强身健体，要多接触自然环境，让机体先适应一些非致病的病毒，或毒性弱的病毒。引起感冒的病毒毒株稳定，可以通过免疫接种来预防。

 我们的建议

1.多喝水。保持小便量多、色清。

2.多吃富含维生素C的水果、蔬菜及维生素C片，量宜大，注意空腹服用。

3.感冒初期，饮食上以碳水化合物为主，避免鱼肉蛋奶等高脂高蛋白饮食的摄入；之后应均衡饮食。

4.注意休息，保持充足的睡眠。

5.戴口罩，避免病菌扩散。

6.及时寻求医生的帮助和支持，获得医学观察、支持治疗、对症治疗等。出现"整体机能状态"的变化时，及时纠正之。

7.平时多接触自然，促进机体微生物环境的健康。少进入人群密集的地方，避免病毒感染。

保健答疑

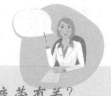

为什么总感到感冒与受凉、疲劳有关？

的确如此，人们总感到感冒与受凉、疲劳有关。这里有心理层面的原因，更有认知上的错误。

> 偶然因素伴随不断地关注，而让人觉得是个普遍现象。

心理学上有这样一个认识：任何事件，人们总希望得到一个理由，一种解释，哪怕这个理由不是真实的，这个解释是错误的，有总比没有强。这就是"八卦"现象普遍存在的原因。试想，孩子出现流涕、咳嗽，甚至发热，您就得找原因。于是，前一天正好洗了澡，那不就是洗澡着凉了吗？假如是奶奶或妈妈洗的澡，那正好，婆媳就认定是对方的失职，是洗澡中的失误。这种解释只有一个好处，那就是宣泄了内心的某种不满。当然，这样的一种情绪化表达，最后一定会影响您的生活，让生活变得一团糟。您会把诸如空调开得太冷、没有及时穿衣服、前几天的疲劳、吃了冷的水果或者某种所谓的寒性食物都归为感冒的原因。理性的人应该忌之！

另外，您通常会把前后发生的事当作因果联系，而忽略了病毒的潜伏期。设想一下，有一天，您在逛街，走在前面的那个人患有感冒，打了喷嚏，您走上前刚好一个呼吸，吸入了病毒。病毒进入您体内当然不会马上发作。第二天您去看了电影，电影院的温度通常有点低，您感到了"冷"，回到家，您发热了。这时，您一定会认为是电影院的"冷"导致了您的发热，冷是因，发热是果。而事实是您前面吸入的病毒在作怪，您的"冷"只是病毒毒素作用的结果，而不是真正的冷。

这个也可以解释为什么人们总是在旅行中或回来后发生感冒。陌生人群之间的病毒传播才是原因之所在，而与旅途的劳累、飞机上的冷、水土不服等无关。

所以，原因不好找，您直观认定的因果关系并不一定成立。

中医讲的风寒感冒和风热感冒有何不同？

针对某个病毒的入侵，机体会根据自己的条件和病毒的性质做出相应的反应。一是积极的抵抗，二是"和谈"。中医讲的风寒、风热感冒就好比这两种反应：反应激烈的，归于风热；反应平和的，归于风寒。把风寒、风热感冒与气候的风寒或风热相联系会误导临床治疗。物理性质的风寒、风热可以造成机体不适，但与风寒感冒、风热感冒无关。

感冒可以用疫苗来预防吗？

属于病毒引起的疾病理论上都可以用免疫接种的方法进行预防，所以，针对流行广泛、危害重的流感，科学家都在积极研制疫苗。只是引起感冒的病毒种类实在太多，而且还会变化，而且变化很快。而一个疫苗只针对某一种病毒有免疫价值，所以只有病毒株稳定的流感病毒，才有可能用疫苗来预防，毒株越稳定，预防效果越好。预防和治疗流感最有效的方法还是机体的自身免疫系统。

·关于慢性咽炎·

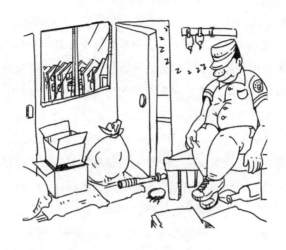

 认知要点

> 慢性咽炎很难治。与其说是咽部感染了病菌，还不如说
> 是咽部本身的环境适合病菌的生长。

咽中常有痰，咳也咳不出，咳也咳不完，时有恶心，特别是
晨起刷牙的时候。关键是还久治不愈，中医、西医的各种手段都
用了，甚至连民间的"土方"也用了，就是无效！慢性咽炎，实
在让人难受，问题是还很难治。

 医学认知

1.咽部本来就有细菌，而且有很多细菌，它们是维护咽部

健康的重要组成部分。而且，食物、空气的进出都可能给咽喉部造成损伤，并带来病菌。幸好，机体有清理、修复机制。所谓健康，就是机体清理、修复机制的能力大于损伤、大于病菌的进犯。但是咽部总有感染病菌的概率，您得有一个心理准备。

2. 所谓咽炎，就是咽部有病菌感染，主要是细菌和病毒。通常还是多种细菌和（或）多种病毒等的混合感染，或者是咽部微生物的构成异常。慢性患者多伴有咽部的分泌物减少，咽部的自洁能力下降，也就是中医所说的"正气虚"。所以，与其说慢性咽炎是感染了病菌，还不如说是咽部本身适合了病菌的生长。

3. 慢性咽炎通常反复发生，有的是急性咽炎的迁延，有的是病毒或细菌的潜伏，有的是原有感染后的再感染。正常人一不小心也会发生咽炎，更何况原有咽喉部损害者。

4. 吸烟、空气质量差等会持续地损害咽喉，一些职业因素，如教师、话务员等，也会因为说话多而损害咽部。

5. 咽部感觉比较灵敏，一些敏感的个体往往会叠加心理因素。同样的炎症在不同的患者，其不适程度完全不同。这又增加了咽炎的复杂性。

6. 通常，性格积极的人容易发生咽炎。他们可能说话更多，说话过重，或在积极做事中忘了饮水、休息等。

7. 总之，慢性咽炎病因复杂，治疗不易。除了关注炎症本身外，更多的要关注环境因素、生活因素、心理因素及机体的全身情况等。最后，不得不说明的是，也许什么都没有错，但咽炎还是发生了，那只能说是"偶然"。医生有太多的"不知道"，医学也有太多的未知。

我们的建议

1. 多嚼口香糖可以增加咽部吞咽动作，增加唾液分泌，有利于咽部的清洁，也有利于减轻心理因素的影响。

2. 多饮水有利于咽部黏液分泌，有利于咽部清洁。

3. 多吃蔬菜、早上空腹吃维生素 C 和水果可以改善机体内部环境，有利于咽炎的治疗。

4. 戒烟限酒，尽可能避免接触污染的空气环境。关注空气质量，是每一个公民的责任和利益。

5. 注意用声习惯，避免高音调、连续、大声说话。

6. 避免张口呼吸引起的咽部干燥。如不间断地长距离游泳很容易引起咽干。

7. 适当运动，改善机体体质。

8. 急性发作期，可加大维生素 C 用量。明确伴有细菌感染者，应在医生指导下选用相应的抗生素。

9. 另外，各种治疗方法很多，各种中药、中成药更多，我们无法给出意见。我们有一泡茶剂配方，取名"玄银茶"。

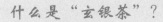

保健答疑

什么是"玄银茶"？

"玄银茶"，由玄参5克、金银花2克、射干2克、甘草2克组成，都是常用的中草药，毒副作用可控。剂量很小，价格便宜。用法：将原药用冷水清洗1～2次，然后再用热水清洗1～2次，然后以热水泡饮，小口频服，以润喉为要，不必大口狂饮。一般一天一剂，5～7天为一疗程，有效则可长期服用，无效则改用他法。

扁桃体炎反复发作怎么办？可以切掉吗？

扁桃体是一个重要的免疫器官，也是一个分泌口腔黏液的器官。它扼守着咽喉，很容易受到感染。慢性咽炎的患者通常伴有不同程度的扁桃体炎，特别是儿童，更是扁桃体炎的高发人群，肿大的扁桃体往往成为微生物滋生地，引起反复咽痛、发烧等。扁桃体进一步肿大，会影响呼吸。治疗上，可以参照慢性咽炎的治疗（引起炎症的微生物往往类似）。此时，嚼口香糖的价值更大，因为嚼的动作对肿大的扁桃体有更多的挤压作用。急性感染者可以在咨询医生后使用抗生素，也可以接受中医治疗。至于切除扁桃体，应谨慎。当扁桃体肿大影响呼吸，或失去分泌黏液的功能时，应切除。

·关于鼻炎·

擤鼻时的正压　吸鼻时的负压

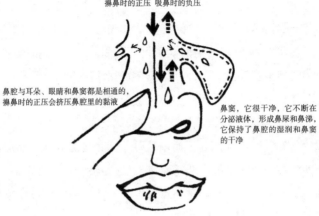

鼻腔与耳朵、眼睛和鼻窦都是相通的，擤鼻时的正压会挤压鼻腔里的黏液

鼻窦，它很干净，它不断在分泌液体，形成鼻屎和鼻涕，它保持了鼻腔的湿润和鼻窦的干净

 认知要点

　　鼻涕，是鼻窦分泌物对鼻道的清洗。所以，只能吸鼻涕，不能擤鼻涕。这符合中医学的"以通为用"。

　　对于鼻炎，主要是以下几方面给您造成了麻烦：一是鼻涕脏；二是流涕不雅；三是让人难受；四是引起头痛头胀等。关键是鼻炎不好治，往往反复发作。

 医学认知

1. 鼻炎，顾名思义就是与鼻相关的组织炎症，包括鼻甲、鼻中隔、鼻窦等黏膜的充血、肿胀，以及分泌物增多，但通常作为鼻窦炎的简称，也称副鼻窦炎。

2. 人体有额窦、上颌窦、筛窦和蝶窦，通称为鼻窦，它们是空洞的组织，开口于鼻腔，它们让您说话声音变得好听；鼻窦内壁衬有一层黏膜，可以分泌黏液，湿润鼻腔，形成鼻屎和鼻涕。

3. 鼻窦黏膜分泌的黏液能湿润吸入肺部的空气，同时还能清洗和清洁鼻窦及鼻腔，保证鼻窦在正常情况下的无菌状态。大自然真是一个精妙的设计师。中医学的"以通为用"则是对这种"设计"的一种直接解读。

4. 当空气变冷或遇到其他刺激时，鼻窦分泌的黏液增加，以增加其湿润和清洗功能，即"流涕"，这是机体的一种正常反应。当鼻窦受微生物感染时，鼻涕量大增，其性质也会随着感染微生物的不同而不同。这就是鼻炎。

5. 过敏性鼻炎是指过敏体质的机体接触（多为吸入）过敏原（通常是源于动物、植物、昆虫、真菌或职业性物质的蛋白质或糖蛋白、多聚糖等）引起的鼻黏膜非感染性炎性反应，出现喷嚏、清涕、鼻塞、鼻痒等症状。

6. 需要说明的是，人们自认为的"过敏性鼻炎"并不是真正的过敏性鼻炎，它们更多的是鼻黏膜对刺激较为敏感所致，如冷空气、鼻毛、异味的刺激等，并没有免疫系统的参与。

 我们的建议

1. 多饮水。这有利于鼻涕稀释，有利于鼻涕排泄，并使鼻腔保持清洁。

2. 尽量吸鼻涕，不要擤鼻涕，至少不能用力擤鼻涕。用力越大，损害越大。因为吸鼻会产生局部负压，促进鼻窦分泌物的引流，有利于鼻窦、鼻腔清洁。而擤鼻会造成局部正压，可导致鼻咽部分泌物逆流进入鼻窦、中耳、眼睛，造成或加重鼻窦等相关部位的炎症（如中耳炎）。除非鼻涕已经处于鼻腔的外沿而能轻易擤出。

3. 冷热水交替敷面部，尤其是额部、鼻部。热敷可以扩张面部的血管，有利于鼻窦的血液循环，有利于鼻窦分泌；而冷敷一则可以增加热敷敏感性，二则可以收缩局部血管，有利于鼻腔通畅。

4. 多吃蔬菜水果，特别是早餐前宜多吃各种富含维生素 C 的水果，或直接服用维生素 C 片。急性发作时应加量。

5. 加强体育锻炼，增加机体代谢，有利于鼻炎的治疗。

6. 以上内容为鼻炎的基础性治疗，只是增加鼻炎好转的可能，且需要长时间的坚持。感染严重，且为细菌感染所致者，请在医师指导下选用抗生素治疗。有"整体机能状态"的变化时请接受中医治疗，以有利于鼻炎的治疗。

保健答疑

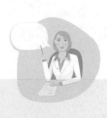

鼻塞了怎么办？

第一，用冷热水交替敷脸面，这样，有利于鼻黏膜血管的收缩和开放，让局部血管在收缩和开放的过程中变得灵活；第二，如同上述，尽量吸鼻，而不是擤鼻；第三，鼻腔有浓涕时可以滴几滴生理盐水，或用热毛巾热敷，吸入蒸气，以稀释分泌物；第四，使用滴鼻剂，其主要原理也是收缩血管，但是，这种收缩血管的效应随着使用过程会慢慢减弱，并有可能引起药物性鼻炎，所以，请在医生指导下使用。

吸鼻会使鼻涕下咽到胃或吸入肺里吗？

鼻涕的确"脏"。但是，咽喉部本来就"脏"，本来就有大量的细菌存在，本来就有大量的鼻咽部分泌物下咽到胃里，但是，胃内的强酸环境会把咽下去的鼻咽部分泌物当作"蛋白质"进行消化，只是您在心理上难以接受罢了。至于吸入肺部，正常情况下，大量的鼻涕是不可能吸入肺部的，就好像您吃的食物是不会进入肺的，除非意外或疾病。当然，空气流经鼻咽部会接受鼻咽分泌物的加温、加湿，一些混有细菌的微粒也会进入肺部，而且是经常性进入。但是，肺部有很好的自净功能，吸入的空气尘埃和少量的微生物会随着气管、支气管的分泌物而咳出体外。

·关于咳嗽·

扫垃圾是必需的，只是不能过度。

 认知要点

> 咳嗽是呼吸道自我清洁的一个重要手段，是机体的一种自我保护。

人们总认为咳嗽是一种病，总想"治"，特别是孩子咳嗽，它会让全家人不安生，孩子的每一声咳嗽都在敲击着家长的心，最好有一个办法能立即把它止住。而事实上，咳嗽是呼吸道自我清洁的一个重要手段，是机体的一种自我保护。只要呼吸通畅，没有必要为咳嗽而担心。很多人还担心咳嗽引起咽炎、肺炎，害怕咳嗽引起的恶心、呕吐、胸痛、腹痛等临床症状，这是对疾病规律的一种误解。通常是肺炎引起咳嗽，而不是咳嗽引起肺炎；恶心、呕吐也往往是咽部的感染造成的局部红肿和敏感所致；至于胸痛、腹痛，通常属于咳嗽动作本身造成的相应肌肉的劳损（当然，需要排除其他病变的存在）。其实，您应该担心的是引起咳嗽的原因，而不是咳嗽本身。

 医学认知

1. 咳嗽是呼吸道对异物刺激的一种反应。通常是有益的，是呼吸道努力排除异物的过程，除非咳嗽反射系统出了问题，如过敏性咳嗽。

2. 查找原因往往比治疗咳嗽本身更重要。引起咳嗽的原因主要是各种因素对肺、气管、支气管、咽喉、胸膜的各种刺激，包括炎症、异物、肿瘤、痉挛、粘连或气胸等。不良空气、异味刺激，机体皮肤受到的寒热刺激也会引起咳嗽。疾病原因引起的咳嗽，需要寻求医生帮助，不可盲目止咳、镇咳，或者在止咳、镇咳时应积极治疗原发疾病。

3. 咳嗽患者要注意环境因素、心理因素的影响。寒热的气候变化、空气污染和心理因素是咳嗽的另一类原因。治疗这些原因引起的咳嗽需要从根本上解决问题。

4. 通常情况下，咳嗽本身不需要治疗，止咳、镇咳药只是在病因明确，咳嗽症状影响患者休息、生活或工作的情况下使用，或者当咳嗽影响了其他生理过程或疾病过程时使用。

5. 注意咳嗽的性质，以及伴有症状，如发热、咳痰、气急等，并注意这些症状的严重程度、特点和变化规律，把这些内容准确地汇报给医生，有利于医生对病情进行正确判断。

6. 针对咳嗽的用药目前主要有以下四类，一是中枢性镇咳药，常用药物有右美沙芬、可待因、咳必清、咳美芬、咳平；二是外周性镇咳药，如咳宁、甘草片；三是支气管扩张剂和激素类药物，口服用药如美普清，雾化吸入药如硫酸沙丁胺醇喷雾剂、舒利迭，沙美特罗、布地奈德干粉吸入剂等；四是改善气管、支气管代谢和功能的药物，达到使黏液变稀、痰液易于排出的目的，如盐酸氨溴索、羧甲司坦、盐酸溴己新、乙酰半胱氨酸、愈创甘油醚、氯化铵等。这四类药有不同的适应证，请咨询医生，并仔细阅读说明书。

7. 市面上很多治疗咳嗽的处方或非处方制剂往往是以上几类药物的复合，包括一些中成药制剂也含有某些成分，大家可以对比选择。中医药的某些技术对部分咳嗽有效，但具体疗效需要进一步的鉴定，具体操作需要更多的规范。

 我们的建议

1. 多喝水。有利于痰液的稀释，有利于痰液排出。

2. 饮食上避免刺激性食物，急性期宜多食新鲜水果蔬菜，并减少蛋白摄入，慢性期要加强营养。

3. 避免污染、寒冷空气吸入。

4. 咳嗽严重，且病因明确，允许镇咳者，可以选用一些镇咳药，通常选用复方制剂，可以咨询全科医生帮助选择。

5. 注意区别咳嗽与气急。不能明确时需要得到医生的帮助。

6. 中医学上有一些治疗咳嗽的穴位，刺激这些穴位可以减轻咳嗽反射，改善肺通气等。至于刺激方法则有很多。我们选择

"正金散"贴敷，但疗效还需要更多的循证医学证据。

7.咳嗽患者存在"整体机能状态"改变，或咳嗽是因为受凉而起，或与不良心理刺激有关，中医学有一定的经验和优势，可采用针灸和中药治疗。

保健答疑

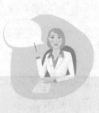

雾化好吗？

1.雾化只是一种给药途径，它把药物直接投送到呼吸道黏膜。

2.投送的药物主要有两类，一类是激素类药物，另一类是支气管扩张剂，常应用于气管痉挛、炎性渗出严重者。

3.雾化过程中会吸入大量的水蒸气，它一方面能湿润呼吸道，另一方面也会干扰呼吸道的环境。呼吸道需要湿润者是雾化的适应证。但是，过多的湿润并不利于通气。

4.雾化吸入的水蒸气属于非正常摄入，其浓度过高，量过多，需要呼吸道黏膜的吸收或排泄，这会加重呼吸道黏膜的负担，影响其正常的通气换气功能。

5.湿化的空气是否会增加肺部感染的机会？这一点需要引起思考。

·关于"胃病"·

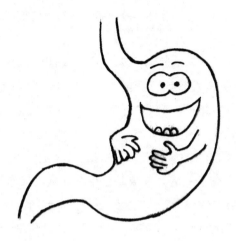

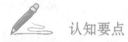 认知要点

以通为用，"胃病"的治疗首先要保证消化道能"向下排"。

"胃病"到底是一种什么样的病？其实，从医学上讲，它不是一个确切的医学概念，它只是人们对与胃相关问题的一种通称。人们把胃部不适、饱胀、反酸、隐痛、胃口不佳等都归为"胃病"。但事实上，我们更需要关注的是其背后可能隐藏着的疾病，如胃癌等，这也是目前胃镜等相关检查得到广泛应用的原因。胃镜可以发现一些问题，但是，随着发现问题的增多，一些"发现"反而增加了我们的困惑，比如，发现"点状胃癌"怎么办？

医学认知

1. "胃病"不一定是胃的病。"胃病"可能是胃本身的问题，也可能是肠道消化吸收的问题，也可能是心理问题，还有可能是邻近脏器的问题，如心、肺、肝、胆、胰等。它们的风险和处理方式完全不同。

2. 引起"胃病"的原因很多，寒冷、药物、心理、饮食、心肺疾病、吸烟饮酒都可以引起"胃病"。当然，可能还隐藏着"肿瘤"，要注意排查。千万要注意一点，病变和症状之间没有绝对的对应关系。有的症状严重，但没有病灶，有的已经癌变，却没有任何表现。

3. 初发"胃病"者，先要从生活、饮食、工作等方面找原因，并进行针对性的调整。饮食过多的，则节制饮食；有不良情绪刺激者，应调节心性；药物引起的胃不适，则需要停药或调整药物；等等。找不到原因，或经调整原因后得不到缓解者，或"长期胃病"，且已经排除了恶性肿瘤及相关疾病，要注意观察症状的性质和规律。

4. 注意心理与"胃病"的关系。抑郁、急躁、紧张、焦虑、多疑等不良情绪都不利于胃肠系统的工作。一个不开心的人往往是吃饭不香的，也通常容易患"胃病"。心理因素还会影响病情判断，要注意排查。

5. "胃病"不好治，因为您需要不断地使用胃。各种食物进入胃肠多多少少会加重胃肠的负担，也夹杂着各种微生物，或夹杂了一些有毒有害的物质，那必定会对胃肠道造成损害，更何况，有人还特别喜欢烟酒等。鉴于此，我们只能说：尽量减少对"胃"的损害吧。

6. 胃镜检查只能反映胃镜下医生的肉眼所见及所取标本在显

微镜下所见的内容，并不等于明确了胃的全部结构和功能。胃镜下发现问题，也不等于找到了"胃病"的原因，更不能说明胃病的变化。胃镜检查的结果，主要是明确或排除了某些疾病，特别是有严重后果的疾病，如肿瘤。

7. "胃病"的内科治疗主要有促进消化、抑酸、保护胃黏膜、抗菌等。

8. "以通为用"的原则是"胃病"治疗的关键，中医学的一些经验和方法，如针灸、叩齿百下，及一些中药有助于促进胃肠的向下蠕动，临床中多有应用，值得借鉴。

 我们的建议

1. 做到规律饮食，避免暴饮暴食。不宜吸烟和过量饮酒。

2. 避免过食生冷。不要吃腌制食品。

3. 进餐时宜先进山药、土豆、藕粉等。不宜进过多甜食。

4. 注意餐后休息，避免餐中、餐后过度用脑及运动。避免腹部受冷。

5. 做到细嚼慢咽。

6. 保持大便通畅。

7. 保持良好心情。特别是进餐时不应伴有不良情绪。

8. 做到了以上几点，其他的问题就交给医生了，并遵守医嘱。有"整体机能状态"改变时，请予以相应的纠正；有抑郁、焦虑者请接受心理治疗或就诊于精神科。

保健答疑

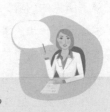

为什么餐后需要休息？

第一，进餐后机体需要动员血液进入消化道进行食物的消化吸收。餐中用脑或运动会让相对多的血液流向大脑，或四肢肌肉，从而减少胃肠的血液供应，影响消化吸收。第二，胃肠工作需要植物神经的支配，而用脑会兴奋大脑皮层，干扰植物神经的活动，不利于胃肠的工作，甚至连吞咽功能也会受到影响，易造成食物吸入气管。第三，运动使机体兴奋性增加，抑制了胃肠的正常蠕动，引发胃肠道疾病。

少吃多餐养胃吗？

少吃多餐是针对胃已经出问题的患者。一日三餐是人类在演化的过程中逐渐固化下来的习惯，既能保证我们能量的摄入，也能让胃肠有自己的作息时间。频繁进食反而扰乱了胃肠功能。正常人应该遵守进餐的规律，做到定时定量，尤其要注意避免暴饮暴食。在第三章的小故事——"牧民的启示"中，牧民不让马随意吃草正是用来说明这个问题的。

·关于腹泻·

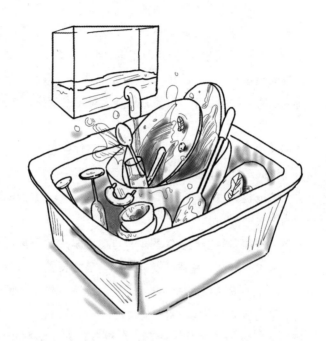

认知要点

> 很多时候，腹泻是机体的一种自愈方式，利用它，支持它，当然还要驾驭它。

跑肚拉稀，浑身没劲。轻则造成脱水，丢失营养，重则危及生命。若是孩子腹泻，那直接是减了孩子的"肉"，更是减了家长的"心头肉"。面对腹泻，该怎么办？怎么预防腹泻的发生？

医学认知

1. 对于腹泻，首先要分清急、慢性腹泻。急、慢性腹泻的原因、处理原则和后果完全不同。急性腹泻一定要查找原因。原因不明，或原因不可控，或症状加重，或出现其他的并发症（包括头晕、发热、心悸、心慌等）应及时就医，而且是急诊就医。

2. 慢性腹泻要分析腹泻的规律，注意与季节、气候、情绪、饮食、所用药物之间的关系，注意是否伴有基础性疾病，或其他并发症。

3. 腹泻的本质是各种原因导致肠道分泌液体增多，或直接渗出增加，肠道蠕动加快，重吸收能力下降。腹泻最大的问题是水分的丢失，造成机体脱水，出现乏力、头晕等，所以，腹泻者应采用合适的方法进行补水。

4. 腹泻，在很多时候是机体的一种自愈手段，它只是用有限的体内水液冲洗胃肠道，是胃肠道自净和调节的表现，如吃得太多，要泻，吃了不干净的食物，要泻。所以止泻不是治疗腹泻的首选，特别是因感染、毒素而引起的腹泻，一般不宜止泻。

5. 腹泻除了水分丢失外，一定还伴随着所含电解质和营养成分的丢失。所以，急性腹泻患者，医生会告知服用淡盐水。当然，更可靠的方法是及时就医，得到医生的帮助；营养成分的丢失所造成的后果则相对较缓，一般在慢性腹泻患者中需要更多的考虑。

6. 腹泻发生时，减轻胃肠道的负担是治疗的重要原则。通常需要根据腹泻的情况和腹泻的原因进行不同程度的禁食。根据腹泻的原因、严重程度、患者的营养状况，以及医疗支持情况决定禁食的时间。

我们的建议

1. 禁食。急性腹泻者一定要先禁食，通过禁食让胃肠道有一个自我恢复的环境和时间。

2. 病情允许进餐时先宜碳水化合物，然后才能根据饮食习惯和既往经验进食，以保证营养的摄入。同时，要做到细嚼慢咽，增加消化液分泌，减少食物对胃肠的影响。

3. 补充相应的水和电解质。失多少，补多少；失什么，补什么；先口服，后输液；能口服，不输液。输液既能补充水和电解质，又可以达到禁食的目的，所以在腹泻患者中常用。

4. 注意保护肠道正常菌群。不随意使用抗生素，非致病细菌引起的腹泻不得使用抗生素。慢性腹泻者可以长期服用各种益生菌，或酸奶。奶制品过敏者除外。

5. 饮食上宜咸不宜甜。甜食更容易产气，会加重腹泻；而咸食有利于改善胃肠道渗透环境。

6. 注意情绪对胃肠功能的影响，避免不良情绪下进食。

7. 针对腹泻，还有很多民间方法和中医药方法。对此，我们认为，胃肠道的环境很复杂，个体差异很大，影响因素很多，我们无法给出明确取舍意见，但是一定要注意这些方法不违背上述治疗原则。

8. 中医学在"以通为用"的原则指导下，积累了一些治疗腹泻的方法，如针刺足三里、灸腹部相关穴位，以及一些中药处方等有一定的疗效，它们可能对胃肠蠕动和肠道菌群产生影响，具体适应证和疗效有待循证医学证据。

9. 因感染致病菌引起的腹泻需要抗生素治疗。因寒冷、食物过敏等引起的腹泻可以借鉴中医学的治疗方法。当机体出现"整体机能状态"改变时，则予以相应的纠正。

保健答疑

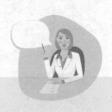

如何预防腹泻？

预防腹泻主要从以下几方面进行关注：①注意饮食卫生，避免食物的污染及不洁食物；②避免接触过敏性食物，防止或减少过敏性腹泻的发生；③注意腹部保暖，防止因受凉引起的肠蠕动增加而导致的腹泻；④注意适量饮食，防止食物摄入过多而发生的腹泻；⑤有慢性腹泻或肠道过敏者应在餐前进食土豆或山药、藕粉等淀粉类食物，使肠道对食物有一个适应过程，减少食物对胃肠的刺激。

· 关于便秘 ·

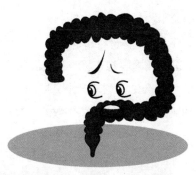

请尊重我的"便意"提醒。肠道最怕"忍一忍"

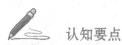 认知要点

治疗便秘一要尊重肛门，二要改变习惯。

上面能吃，下面能拉，这应该是幸福人生的基础。可是，就是有人"难拉"。什么法子都试了，什么药都用了，连不是药的"药"也试了，就是拉不出。几天一次，甚至几天一次也不拉，还得用开塞露，用泻药。多方就医，在排除了常见疾病后，也往往没有更好的对策。便秘真是一个不好解决的问题。其实，与其说便秘是一种病，还不如说便秘是一种习惯。在排除了一些肛门疾病之后，您需要认识一些排便的机制及便秘发生的原因，然后，从自身的习惯中找原因。

医学认知

1. 大便是由食物残渣、脱了大部分水的消化液残余，以及从肠道脱落的细胞和死掉的细菌等组成。它们来自小肠，经大肠的水液重吸收，慢慢变干，最后形成大便。

2. 进食和食物本身都会刺激胃肠蠕动，行走、腹式呼吸等会增加肠道蠕动，促进肠道内容物下移，到达肛门而排出。

3. 粪块刺激肛门而产生便意，产生"里急"之感，大脑"同意"放松肛门括约肌，同时，腹部肌肉收紧、膈肌下降而增加腹压，产生排便动作。大便干燥，或腹压不够，或肛门出口处被堵等情况都无法完成排便。

4. 因各种原因忽略便意，这是对肛门的"不尊重"，这会导致大脑对便意的感觉越来越弱。当粪块在大肠停留时间过长，结肠对水分的重吸收时间过长，大便变得干结，进一步导致排便困难，便秘也就成了问题。

5. 肠道的病变包括肠道结构病变、肠道功能紊乱和肠道菌群的紊乱等，这些都会影响大便的性状，也会影响排便次数，特别是结肠的疾病。结肠肿瘤还会危及生命安全，需要更多、更全面的关注。请咨询医生。

6. 肛门疾病，如痔疮、肛门肿瘤、肛裂、肛瘘等都会不同程度影响排便，有的直接堵塞肛门，有的使肛门的收缩、开放功能减弱。请随时接受肛肠检查。

 我们的建议

1. 晨起、餐前半小时应喝水。量宜大，且要慢，使其缓慢下行。另外，要多吃富含纤维的食物，促进胃肠蠕动。

2. 训练腹式呼吸，用膈肌运动来促进肠道蠕动。

3. 养成定时大便的习惯，通常宜选择一个合适的时间排便。若无法在这个时间排便，可以试着在这个时间灌一点开塞露以训练肛门的便意。这一方法年龄越小越有效。

4. 一旦有便意，应立即排便，这是对肛门的一种尊重。很多患者在治疗成功之后，往往因为上学、外出旅游等原因干扰正常的排便习惯而复发。

5. 避免排便时看书、看报、看手机。这些行为其实也是一种对肛门的不尊重，会干扰您对排便的关注，影响排便过程。

6. 增加日常活动和运动，避免久坐、久卧等。中医有"久卧伤气"之说。

7. 民间有很多治疗便秘的方法，在不违背上述原则和食物安全的前提下不妨一试。一些中医方法，如针灸、穴位治疗等，有个别的治疗经验，但需要明确适应证，并寻求更多的循证医学证据。

8. 注意大便的性状。大便不成形，大便形状变形，大便次数及其规律发生变化，或伴有各种性质的出血都要引起注意，并及时就医。

9. 当机体出现"整体机能状态"变化时，请接受相应治疗。

保健答疑

有哪些食物可以促进排便？

各种健康养生内容会介绍很多具有润肠通便作用的食物，如香蕉、蜂蜜、芝麻、核桃、奶油、各式粗粮，以及多种植物油等，各种说法不一。这些食物有的可以增加纤维摄入，有的可以增加营养，或许对排便有一定益处。但是，目前没有可靠的证据证明其确实有效，人们不可盲信。而且，现代人的饮食条件也与过去大不一样，缺乏营养、缺乏油脂的年代已经过去，曾经具有润肠通便作用的食物也没有过去的那种"疗效"了，大家不必拘泥于传统的那些所谓的"通便"食谱。为了通便，遵循前面的一系列建议，基本可以达到对排便的促进，仍得不到改善者则需要接受医生的检查和治疗。

·关于痔疮·

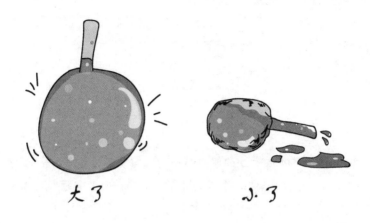

大了　　　　　小了

 认知要点

> 痔疮，其本质就是静脉丛发生了血液淤滞。伴发感染时，痔疮就"发作"了。热水坐浴或冲淋、提肛训练和倒立是痔疮保健的重要内容，体现了对肛门的尊重和爱护，可以在很大程度上减少痔疮的发生，降低痔疮的严重程度。

俗话说，十人九痔。经历过这个病的人都知道，痔疮一旦发作，那是十分痛苦。当然，现代人不会怕它，因为谁都知道，它在医生那里一定会得到治疗，只是它太痛苦、太难受了。

但是，需要说明的是，这个病在古代是很可怕的，甚至是要命的。所以，古代的医学很重视痔疮的治疗，发明了很多的办法，如"气沉丹田""倒立"等，这些方法被传的很神奇，我们且不论它的其他功效，但对痔疮的疗效是肯定的，因为它们针对痔疮发生的原理。这些方法被发明和应用，在古代可谓是个"伟大"的创新，不知救了多少人的命，它堪比当今最先进医学技术的发明和应用。而且这些方法对现代人也同样适用，它可以减少痔疮的发生，减少痔疮的痛苦，减少痔疮的手术可能，缩小手术范围，并预防手术后的复发。

 医学认知

1.痔疮的本质是迂曲的静脉丛，里面充满了血液，并凝结、淤滞，影响肛门排便，并造成坠胀、疼痛、出血等症状。但它总是一个"肿块"，和肿瘤类似，非专业人员很难区别，而且，肛肠还是肿瘤的好发部位。所以，先要请医生排除肛肠肿瘤的可能。

2.发生痔疮的一个基础原因是肛门位置比心脏低。有一假说：人类若四肢着地，也许就没有了痔疮之疾。

3.肛门的血管特别丰富，也缺乏让血液单向流动的"瓣"，血流的压力对肛门部位的静脉血流影响有限，只能借助走路或排便后的那些挤压动作来促进静脉回流，这就很容易造成局部的血凝。任何有关痔疮的保健都应围绕着促进局部血液回流这一机制。

4.肛门有一条齿线，痔疮发生于齿线以上的，称为内痔；发生于齿线以下的，称为外痔；上下都有的，则为混合痔。注意，齿线以上没有痛觉神经，而齿线以下则有痛觉神经，所以，单纯内痔不会有疼痛，而外痔或混合痔才会有疼痛。

5.肠道本来就有很多的细菌等微生物，而肛门又与体外相连，肛门隐秘且不易清洗，所以肛门总是不干净的（有菌），这会对痔疮造成一个新的问题，那就是感染。很多时候痔疮急性发作往往是痔疮感染所致。

6. 一定要注意痔疮的出血。痔疮出血，很大可能是粪块划破了痔疮的表面，但也可能是表现为"痔疮"的肿瘤，肿瘤组织很脆而极易造成出血，这时一定要请专科医生鉴别排查。

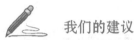 我们的建议

1. 提肛。提肛动作会对肛门的静脉丛造成挤压，有利于静脉回流，也有利于血肿消退。传统气功的"气沉丹田"中有缩肛、提肛的动作，这有利于痔疮的治疗和预防（但是，我们并不因此宣扬气功）。

2. 倒立。本质是利用倒立动作让肛门处于比心脏高的位置，利用重力作用，直接让肛门部位的血液回流。倒立可借助于"倒立机"，它可以控制倒立角度。

3. 热水坐浴或冲淋。利用洗澡或其他方式让肛门或外突的痔疮接受热力的作用，这有利于肛门部位的血液流动。当然，热敷时，加入一些具有消炎、收缩血管功能的药物，配合缩肛、提肛动作更好。

4. 注意排便习惯。排便时间不能太长，否则会让肛门一直处于低位且不动，影响血液回流；避免床上屈腿看书，这会使腹压增高，影响肛周静脉回流；应避免排便时看书、看报、看手机，避免久坐、久站等一切会使肛周血液瘀结的行为，以防止痔疮的发生和加重。

5. 保持肛门的清洁和干燥。肛门是个排便器官，肛管表面有

大量的细菌。排便后应及时清洗，避免肛周残留粪便成为病菌的培养基，造成感染。

6. 有便秘或慢性腹泻者应及时治疗。若痔疮被感染则需要用抗生素治疗。痔核较大，影响正常排便，造成出血、疼痛者，应考虑手术切除。

保健答疑

治疗痔疮的"特效药"是否可信？

对于一些治疗痔疮的特效药，一要分析其是否有利于改进血管丛的血液循环，二要分析其是否有利于痔疮感染的治疗。不具备这两点的，都需要谨慎对待。另外，治疗时能局部给药的，尽量选择局部给药，避免全身给药。

·关于痛风·

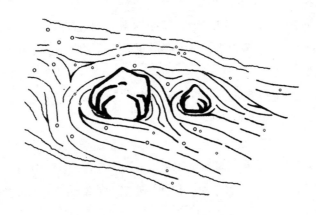

 认知要点

预防痛风需要关注尿酸，您所能做的是尽可能减少嘌呤摄入，增加尿酸排泄。

痛风很痛，且来去如风。痛风到底有多痛？只有遭受过痛风之痛的人才知道。痛风的疼痛程度只是在"痛得要命"，还是"痛得连命都不要了"之间作比较。谁也不想得痛风，谁都想预防痛风。但是，当痛风发生时，除了止痛，别无他法，预防只能徐徐图之。请注意配图中的石块，水流能冲刷石块，但冲刷的效果很有限。假如水的质量不好，含有很多矿物质，而且水流速度很慢，反而使原来的石块增大，或形成新的石块。年老、缺乏运动就是减慢了水流速度，而饮食过多或机体本身代谢异常则使水质变差。这大概能引喻痛风的发生、形成及治疗的困难。

217

医学认知

1. 尿酸是嘌呤代谢的产物，属于弱酸，但不是人体代谢的垃圾，在正常水平下，有益于人体的生理功能。它的来源分为内源性和外源性，内源性占80%，由机体死亡细胞在体内降解而产生（所以老年人、劳累者，尿酸生成更多，因为他们机体的死亡细胞多）；外源性占20%，由含嘌呤的食物产生。1/3尿酸经肠道排泄，2/3由肾脏排泄。机体每天新生成约600mg尿酸，而每天也只能排泄600mg左右。

2. 尿酸具有抗氧化的功能。它清除自由基的能力优于维生素C，从而保护细胞，具有维护免疫能力、延缓衰老、维持血压等作用。血尿酸水平过低时，机体易衰老，易发生自身免疫性疾病及肿瘤。

3. 任何造成尿酸生成增加或排泄减少的因素都会引起高尿酸血症，增加痛风发生的机会。遗传、疾病、性别、年龄、药物治疗等都会影响尿酸代谢。目前需要关注的是：缺少运动和劳动的生活方式、过于丰盛的饮食习惯使高尿酸成了常态，尿酸变成了健康的"敌人"，太多的尿酸容易形成结晶，导致痛风的发生。

4. 高尿酸血症除了引起痛风石之外，还会引起急、慢性关节炎，肾病和尿酸性尿路结石，重者可出现关节残疾和肾功能衰竭。高尿酸血症常伴有腹型肥胖、高脂血症、高血压、2型糖尿病及动脉硬化等，增加了心肌梗死、脑梗死等疾病的风险。

5. 痛风在第一次发作后往往会有3～5年的间歇期，这时，人们通常自以为痛风好了，很多不良医生往往利用这一点夸大其治疗价值。间歇期间，通常会因为受凉、劳累、饮酒等而引发。

6. 医学手段改变尿酸代谢的能力很有限，内源性尿酸的生成很少有变化，经食物摄入仅占20%。唯有通过增加运动、增加饮水、适当减少含嘌呤食物的摄入，并长期坚持，才可以在有限的范围内对尿酸的平衡产生影响。

7. 痛风的治疗主要有：①迅速控制急性发作；②预防复发；③纠正高尿酸血症，预防尿酸盐沉积造成的关节破坏及肾脏损害；④手术剔除痛风石，对毁损关节进行矫形手术，提高生活质量。其中①④两项，需要依赖医学干预，但您也必须承担治疗过程中伴随着的负面影响。②③两项则需要患者自己的参与和坚持。

 我们的建议

1. 控制饮食，减少含嘌呤食物的摄入。多喝水，适当运动，增加代谢，增加出汗，增加嘌呤的排泄。避免不良生活习惯与遗传、性别、年龄等因素的叠加。这是您能够做到的。

嘌呤含量	食物类别	食物清单
超高嘌呤食物（嘌呤含量>150毫克/100克）	动物内脏	肝、肾、脑、脾、肠等
	部分水产	带鱼、鲶鱼、鲢鱼、鲱鱼、沙丁鱼、凤尾鱼、基围虾等
	部分汤	浓肉汤、浓鱼汤、海鲜火锅汤
中高嘌呤食物（嘌呤含量在75~150毫克/100克之间）	各种畜肉	猪、牛、羊、驴肉等
	禽肉	鸡、鸭等
	部分鱼类	鲈鱼、鲤鱼、鲫鱼、草鱼等
	甲壳类	牡蛎肉、贝肉、螃蟹等
	干豆类	黄豆、黑豆、绿豆等

嘌呤含量	食物类别	食物清单
中低嘌呤食物（嘌呤含量在 30~75 毫克/100 克之间）	深绿色嫩茎叶蔬菜	菠菜等绿叶菜、芦笋等嫩茎
	花类蔬菜	白色菜花等
	嫩豆类蔬菜	毛豆、嫩豌豆等
	部分水产类	三文鱼、金枪鱼等
	大豆制品	豆浆、豆干、豆皮、腐竹、豆腐等
低嘌呤食物嘌呤含量 <30 毫克/100 克	奶类	牛奶
	蛋类	鸡蛋等
	浅色叶菜	大白菜等
	根茎类蔬菜	土豆、芋头、白薯、木薯
	茄果类蔬菜	番茄、茄子等
	瓜类蔬菜	冬瓜等
	部分杂粮	小米、荞麦、燕麦
	水果	葡萄、苹果、草莓等
	精米白面	米饭、馒头等

2. 注意休息，避免疲劳，减少体细胞额外的损伤；戒烟酒，注意保暖，避免受冷，以减少痛风的发作。

3. 痛风急性发作时，可服用秋水仙碱、非甾体类抗炎药。如果无效，则可在医师指导下使用糖皮质激素进行短期治疗。

4. 发作间歇期或慢性期，可以用别嘌醇抑制尿酸形成，或用苯溴马隆，促进尿酸排泄。请遵医嘱。

5. 如果痛风石影响关节功能，轻者可以通过理疗以缓解，重者则需用手术去除痛风石。

6. 因为痛风难治，所以有太多治疗或预防痛风的方法。若这些方法不具有使尿酸生成减少或排泄增加的机制，请慎重选择。

7. 机体出现"整体机能状态"变化时，予以相应的调整，但疗效的相关性需要进一步明确。

保健答疑

痛风可以彻底治愈吗？

不可以。痛风发作持续数天至数周后可自行缓解，一般无明显后遗症状，或遗留局部皮肤色素沉着、脱屑及刺痒等，以后进入无症状的间歇期，历时数月、数年或十余年后复发，多数患者1年内复发，越发越频，受累关节越来越多，症状持续时间越来越长。在每次发作期未进行所谓的痛风治疗，都会取得"令人满意"的疗效。一些不法分子，往往利用这样的疗效骗得患者的信任，甚至是一些无知的"医生"也认为自己治好了痛风。其实，痛风并未治愈，只是间歇而已。

但是，对于痛风，还是要进行积极的预防，尽可能地促进尿酸排泄，减少嘌呤摄入，避免尿酸结晶的进一步积聚，减少痛风再次发作的机会，或降低痛风发作的严重程度，避免更严重、更广泛的尿酸结晶损害。

·关于高血压·

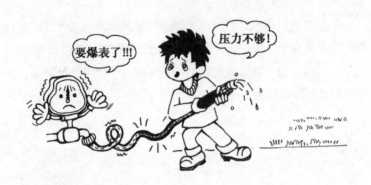

 认知要点

> 高血压，更多的时候是为了适应机体的生理、工作需要而发生的一种反应。这种反应因人而异，请理性对待血压标准。

对于高血压，人们通常是两种心态：一种是见怪不怪，反正患高血压的人很多，现在也没有什么不适，无所谓。另一种是提心吊胆，不时测血压，而且，很在乎测量结果，血压值低于诊断标准，那就心安。而一旦超过正常值，紧张、焦虑，求医、求药、求秘方成了生活的主题。这两个极端方法都不利于您的健康。

 医学认知

1. 以下三方面使机体必须保持一定的血压：①直立行走，大脑的位置相较于心脏很高。有文章说，人类若四肢着地，人类也就没有了高血压之害，长颈鹿血压最高，达 260mmHg 左右，只是因为它的脑袋位置太高；②大脑太发达了，会做各种运算，需要更多的血液供应；③现在的您吃得太多，处于富营养状态，血液变得黏稠，不得不提升血压。血压升高首先是有利的，然后才是有害的。

2. 血压升高一定会对血管造成损害。就像水管承受的压力越大，损坏越快。这就是高血压的害。而血管中的血液黏稠，您又没有太多的体力劳动和活动，这会加速血管的老化，进一步促使血压升高，高血压由此发生。

3. 现代医学已经证明，家族史、工作性质、工作环境、性格特征等与高血压有关。下列因素会使血压进一步升高：高龄，肥胖，缺乏运动，吸烟，摄盐过多，富营养，用脑过度，行为积极、情绪紧张，以及血脂异常、血糖升高等。您可以比照"木桶理论"和"健康损益曲线"来理解这些因素的影响，避免这些因素各自在时间和程度上的累积，以及相互之间的叠加。

4. 血压升高会增加心、脑等重要部位的血管发生损害的概率，这会造成严重的后果。加上人类的平均寿命已经达到了 80 岁左右，时间的长河总会给问题的发生留下太多的机会。控制血压成了我们必须的选择。

5. 高血压没有一个明确的判断标准，140/90mmHg 只是一个参考值，只是说明多数人的血压维持在这个水平以下，或者说这个水平下的大多数人在大多数时间内不会发生严重的后果。但是，若您存在上面提到的危险因素，您的血管同样会出现问题。

6. 医学上对高血压的危险进行了分级管理，这是结合年龄、性别、血脂血糖水平等因素综合评估而得出的。具体请咨询医生。

7. 控制血压是一个复杂而系统的过程，宜早期干预，包括生活、饮食、心理、运动以及药物的方法。目前有大量的、可靠的医学证据证明，使用药物把血压控制在一个合理的水平是很有必要的，其收益远大于损害。药物治疗高血压必须遵医嘱坚持规律用药，并监测血压，不得擅自停药、减药。

 我们的建议

1. 增加运动，时而寒冷刺激（我们建议冷热水交替洗澡）。这一条显而易见，是保持血管活力的方法。老年人应量力而行。

2. 控制盐和热量摄入，饮食要均衡，以粗纤维、低热量为主，摄入量应与消耗量相符，避免摄入过多。

3. 养成饮水的习惯。有运动、出汗时应及时补水。

4. 戒烟限酒。禁止空腹、缺水、疲劳等情况下吸烟。饮酒时更要注意食物和盐的摄入。

5. 肥胖者要减肥。血脂、血糖异常者应及时治疗。

6. 行事要慢，训练跟在他人后面，学会欣赏自己做过的工作，练习做深呼吸，寻找爱好以调节心性等。

7. 注意高血压引起的变化。若有心悸、胸痛胸闷、头痛头晕、乏力、视觉异常、肢体运动或感觉异常等情况应及时就诊。最好家里配备血压计，有异常情况应及时就诊。

8. 血压升高且没有生活、饮食、习惯上的原因，或原因不可更改者，或更改后血压仍无法控制者，应在医生指导下接受药物治疗。

9. 有血压异常者应定期进行体检，注意血脂、血糖、肝肾功能及其他功能的变化。

10. 患者因情绪激动或受寒凉所引起的一过性血压升高者，在严格观察的前提下，可以进行相应的心理安慰或理疗，或接受中医治疗。有"整体机能状态"改变时，进行相应的调整，具体价值尚缺乏循证医学证据。

保健答疑

高血压患者的运动有什么特别的注意点？

1. 继发性高血压、高血压3级且不稳定者、合并严重并发症者不宜进行有负荷运动。

2. 运动前要热身，要做到循序渐进，避免直接大动作、大强度运动。运动后不宜立即停下，应进行一些缓冲动作。

3. 避免空腹或者过饱时运动。

4. 运动前要补充水，运动中也要少量补水，避免在失水状态下的运动。

5. 不建议做头朝下的运动，不建议平躺后高抬腿。

6. 不在身体不适的时候运动，有基础疾病者，要根据医生的医嘱运动。

7. 为了锻炼心血管，通常需要变速、变负荷运动，但是，一定要做到循序渐进，量力而行，并接受医生指导。

8. 避免在人迹稀少的地方运动，以防意外发生时无人施救。

吸烟有什么危害？为什么有这么多人吸烟？

吸烟主要会造成以下几方面的影响：①吸入一氧化碳，降低血液吸收氧气的能力；②尼古丁的影响，导致血管收缩，加重组织缺氧。这二点会使任何需要血供的器官受损，特别是心脏、脑、胃肠黏膜、骨骼等。③香烟中的焦油及烟雾的热量会损伤呼吸道，使口腔癌、喉癌和肺癌的发病率增加；④损伤支气管上皮细胞及纤毛，降低抵抗力，使局部容易受到感染；⑤刺激神经系统，加速唾液及胃液的分泌，使胃肠时常出现紧张状态，导致吸烟者食欲不振；⑥干扰雌激素；⑦影响肝脏的脂质代谢过程，加重肝脏负担；⑧导致结肠癌；⑨对脊髓的神经中枢起抑制作用，使吸烟的男人性欲变弱，结合对血循环的影响，吸烟是导致阳痿的最主要原因，并且影响精子活力；⑩吸烟时产生的烟雾中含有超过4000种气体和粒子物质，其中至少40种在人类或动物身上可致癌。另外，二手烟也会对其他人造成影响和伤害。

吸烟害处很大，但为什么还会有这么多烟民呢？主要是以下几方面的原因：①从众心理；②社交的需要，一支烟代表了尊重；③尼古丁产生的欣快感；④一种习惯，有人认为可以满足人们的控制欲。当然，还有其他的原因，不得而知。比照这些影响和原因，也许会有更具针对性的戒烟方案。

如何控制盐的摄入？

高血压患者都需要控制盐的摄入，特别是盐敏感性高血压。但是，很多患者习惯了"咸"，很难纠正，为此，我们提供以下几点方法：

1. 认识到控盐在高血压治疗中的重要性，并认识到"喜欢"咸只是一种习惯，并可以慢慢地改变，只是需要一个合理的方法。曾有人鼓吹用3斤绿豆治疗高血压，这很荒唐，但这种方法恰好控制了盐的摄入。

2.控制家庭用盐总量。建议在做菜时，准备一个小碗，每次往菜里放多少盐，则在小碗里也放上同等量的盐，用酱油、咸菜、榨菜等调味的，也估算一下盐的量而在碗中放入相应的盐，一天估计或称重，去除一些剩菜的盐分，除以人数，可以大致估算每个人盐的摄入量。实施这个方法的过程至少可以提醒您：控盐。

3.避免大量喝汤。很多时候，尽管汤不咸，但却因为摄入量大而导致盐摄入过多。

4.习惯重口味者，可以用"脉冲式"给盐法，即一天中只是一餐进咸食，一餐中也只有个别菜是咸的，以满足习惯性重口味，其他的改为酸、甜等饮食。用辣代替盐，也是一种不错的选择。

· 关于糖尿病 ·

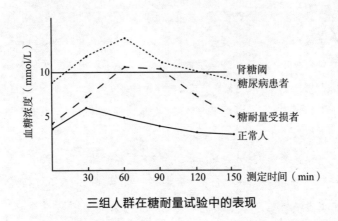

三组人群在糖耐量试验中的表现

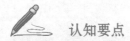 **认知要点**

> 糖尿病是胰岛素分泌不足或不能被机体有效利用，致使血中葡萄糖不能有效转化而产生的后果。糖尿病的麻烦不在于糖尿病本身，而在于它的并发症。

　　糖尿病很普遍，人们对它的认识也许集中在一点：体内糖太多了。于是，"糖尿病患者不能吃甜的"几乎成了共识。糖尿病患者很可怜，看到美食，只能咽咽口水。关键是医生不时地提醒：要控制好血糖，以后会有并发症——高血压、血管硬化、糖尿病烂脚、糖尿病性眼病、尿毒症等。这些都是非常可怕、非常折磨人的疾病。这是医生的"先见之明"，他们见多了。但是，您也别怕，只要您认识了糖尿病，只要我们正确地面对，这些并发症离您还很远，甚至可以完全避免，您还可以享受美味、享受人生。

 医学认知

1. 糖是人体能快速利用的能量。人体空腹血糖通常维持在 3.9 ～ 6.1mmol/L 之间。糖要在胰岛素的帮助下被转化利用，或以脂肪的形式贮备起来，以备不时之需。食物不足时，胰岛素又会动员贮备以维持血糖。胰岛功能越好，血糖越稳定，哪怕是在餐后也能稳定在一个平稳的水平。

2. 米饭等碳水化合物在被机体消化吸收后，可以直接变成血糖，快速升高血糖，对胰岛素的要求最高、最多，久之，对胰岛功能的损害较大，所以，糖尿病患者常被要求"饭少吃"。

3. 糖尿病的发病机制是胰岛素绝对或相对缺乏，这种缺乏一方面会使机体利用血糖、贮存血糖的能力下降，而导致血糖升高；另一方面，机体动员血糖的能力下降，则易发生低血糖。胰岛素绝对缺乏的称为 1 型糖尿病，必须补充胰岛素；胰岛素相对缺乏的称为 2 型糖尿病，是胰岛素分泌相对不足或功能发挥受阻所致。

4. 传统中医是通过尝尿，或观察蚂蚁围尿而认识糖尿病的。这应该是最早的化验了。当患者出现"多饮、多食、多尿和消瘦"的三多一少症状时，则以"消渴"命名，并进行各种尝试性治疗。这是很科学的。但受历史条件的限制，传统中医学无法了解胰岛素的存在和作用机理。

5. 2 型糖尿病的发生机理很复杂，但是，有一点是肯定的，那就是您在生命过程中摄入了过多的食物，特别是糖，长时间让胰岛处于超负荷工作状态。若您肥胖了，一方面是胰岛工作的结果，另一方面您的胰岛功能可能已经相对不足，发生 2 型糖尿病的可能性很大。

6. 血糖升高可以导致高渗状态，严重升高时可以引起急性并发症。但常规的损害是让机体"浸泡"在糖水之中，这种持续的"浸泡"会导致严重且复杂的并发症。对此，一是要控制血糖在正常范围以内；二是要观察血压、视力、皮肤、小便、心脑血管等情况；三是要定期接受体检。

7. 幸好，医学的进步合成了人工胰岛素，它使 1 型糖尿病患者有了生存的机会，2 型糖尿病患者也有了最后的控制血糖的方法。但一定要在医生的指导下使用。

8. 2 型糖尿病除了必要时应用胰岛素治疗外，还可以使用促进胰岛素分泌、提高机体对胰岛素敏感性的药物，以及抑制机体对糖吸收的药物。

9. 糖尿病患者由于胰岛素绝对或相对不足，糖原转换能力也下降，要注意降糖引起的低血糖。

 我们的建议

1. 改变饮食结构。减少糖摄入，增加油脂和蛋白质的摄入比例，辅以大量的富含纤维素的食物，同时，做到一日三餐，避免频繁进食，减少胰岛细胞工作频率。

2. 合理运动。运动可以增加血中糖的消耗，也可以增加胰岛素的敏感性。中医讲"阴阳平衡"，有多少进食，就得有多少运动。有血糖异常者，更需要运动，做到持续、规律、有氧运动。

3. 戒烟戒酒。烟和酒过量往往会对胰腺功能造成不良影响，会使糖尿病的损害因子得到累积，损害快速上升。

　　4. 肥胖者应控制体重。

　　5. 及时药物干预，避免机体长期处于高血糖"浸泡"中。但要注意血糖水平，防止低血糖的发生。请接受医生帮助。

　　6. 合并有高血压、血管硬化、下肢静脉曲张或溃疡者应更严格控制血糖，请咨询专科医生。

　　7. 定期体检。糖尿病患者应定期接受相关医学检查，包括心脑血管、肾、眼、下肢，以及血糖、血脂、肝肾功能等，尽早发现并干预并发症。

　　8. 当机体出现"整体机能状态"的改变时，进行相应的调整。

主要食物热量对照表

名　称	可食部分(%)	水分（克）	能量（千卡）	蛋白质（克）	脂肪（克）	碳水化合物(克)	膳食纤维(克)
色拉油	100	0.200	898	0	99.800	0	0
葵花子	50	2.400	609	23.900	49.900	19.100	6.100
花生	71	4.100	601	21.7	48	23.600	6.300
巧克力	100	1	589	4.300	40.100	53.400	1.5
火腿	100	24.600	529	12.400	50.400	6.400	0
方便面	100	3.600	472	9.5	21.100	60.900	0.700
白砂糖	100	0	400	0	0	99.900	0
猪肉	100	46.800	395	13.200	37	2.400	0
黄豆	100	10.200	390	35	16	34.2	15.5
栗子	73	13.400	348	5.300	1.700	78.400	1.200
稻米	100	13.300	346	7.9	0.9	77.200	0.6
荞麦	100	13	337	9.300	2.300	73	6.5
鱼片干	100	20.200	303	46.100	3.400	22	0

名 称	可食部分 (%)	水分（克）	能量（千卡）	蛋白质（克）	脂肪（克）	碳水化合物(克)	膳食纤维(克)
海参	93	18.900	262	50.200	4.800	4.5	0
馒头	100	40.5	236	7.800	1	49.8	1.5
素鸡	100	64.300	194	16.5	12.5	4.2	0.900
牛肉	100	68.100	190	18.100	13.400	0	0
鸭蛋	87	70.300	180	12.600	13	3.100	0
鸡	66	69	167	19.300	9.400	1.300	0
榴莲	37	64.5	150	2.6	3.3	28.3	1.7
带鱼	76	73.300	127	17.700	4.900	3.100	0
冬枣	93	69.5	113	1.8	0.2	27.8	2.2
基围虾	60	75.200	101	18.200	1.400	3.900	0
泥鳅	60	76.600	96	17.900	2	1.700	0
香蕉	59	75.800	93	1.400	0.200	22.000	1.200
豆腐	100	83.8	84	6.6	5.3	3.4	–
马铃薯	94	78.6	83	2.6	0.200	18.9	1.1
酸奶	100	84.700	72	2.5	2.700	9.300	0
苹果	85	86.1	53	0.4	0.200	13.7	1.7
海蜇皮	100	76.5	33	3.700	0.300	3.800	0
四季豆	96	91.300	31	2	0.400	5.7	1.5
西瓜	59	93.300	31	0.5	0.3	6.8	0.2
南瓜	85	93.5	23	0.700	0.100	5.300	0.800
竹笋	63	92.800	23	2.600	0.200	3.600	1.800
芹菜	67	93.100	22	1.200	0.200	4.5	1.200
大白菜	89	94.4	20	1.6	0.200	3.4	0.9
白萝卜	95	94.6	16	0.7	0.100	4	–
番茄	97	95.2	15	0.900	0.200	3.3	–
冬瓜	80	96.9	10	0.3	0.200	2.4	

保健答疑

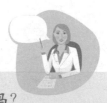

糖尿病患者可以吃糖吗？

很多人认为糖尿病患者不能吃糖，甚至连甜的水果也不能吃，这是一种错误的认识，或者说是一个片面的认识。糖尿病患者也同样需要糖，发生低血糖还得用糖来救命。但是，糖尿病患者的确不能过多、过快地摄入糖，因为糖很容易被吸收进入血液，调动胰岛素分泌，而胰岛素又分泌不足或功能受损，会引起血糖过高，所以糖尿病患者要控制糖的摄入。一般不宜直接摄入单糖、双糖、蔗糖等。在体内很快降解为单糖的淀粉类也应严格控制，粥、稀饭也要少吃。

至于糖尿病患者是否可以吃水果这个问题，有三个原则：一是可以吃，还必须吃，因为人体需要水果中的多种维生素和各种微量元素，只是应选择含糖量低的水果，如青瓜、番茄、青枣等；二是吃的水果要计入所摄入的碳水化合物的总量，相应减少其他食物的摄入；三是通常在正餐时加用水果，避免频繁进餐给胰岛细胞造成频繁压力，保证胰岛细胞的"休息"。

·关于高脂血症·

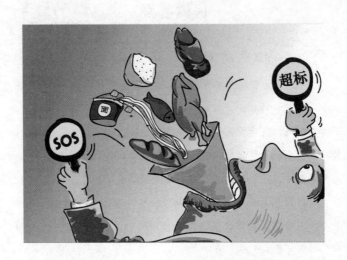

 认知要点

> **高脂血症，顾名思义就是您的血太油了。**

  高脂血症，这是一个典型的现代病。对一个现年 60 岁的人来说，记忆中还有对饥饿的恐惧，大腹便便还是富与贵的象征。但是，现在，谈脂而烦，肥胖成了很多人的苦恼，高脂血症、脂肪肝，已经成了危害人类健康的敌人。您的体内有太多的脂肪，而且还有很多好吃的东西等着您，您需要克服漫长的进化养成的习惯——对吃的贪念，这是很难的。但是，人类拥有了一个创造奇迹的大脑，它解决了人类的食物供给，它也应该能帮助我们应对并处理好美食带来的问题。

医学认知

1. 血脂，也就是血中的脂肪，主要有两个成分，一是胆固醇，它是形成胆酸、构成细胞膜、合成激素的重要物质，而胆酸是胆汁的主要成分，可以促进油脂的消化吸收；二是甘油三酯，它是机体能量的重要来源和贮能形式，参与机体物质和能量代谢，构建脂质，形成脂肪和油脂。另外，甘油三酯还有助于脂溶性维生素 A、D、E、K 和胡萝卜素等的吸收。

2. 血脂有两个搬运工，一是高密度脂蛋白（HDL），它负责把胆固醇转运到肝脏形成胆汁酸排到肠道；二是低密度脂蛋白（LDL），它负责把胆固醇转运到各组织细胞内，这是一个贮能机制，是机体在营养匮乏时的一个自我保护机制，备而后用。只是现在生活条件下的机体们贮了太多的热量，这会使肝脏、血管等各种组织也堆积上脂肪。所以，我们把低密度脂蛋白（LDL）称为"坏脂蛋白"。

3. 摄入的食物、血中的油脂、体内的脂肪、机体消耗、机体的生长发育、机体的运动，形成一个热量摄入、贮存和消耗的平衡系统。机体自然调节的目的只是保证生命的过程，并尽可能多的贮备热量。肥胖只是生命的贮能过程。

4. 摄入过多的糖等碳水化合物也会很快转化为脂肪而在体内贮存，这就是喜欢吃甜食的人容易肥胖的原因。

5. 当代谢障碍，或是摄入太多，使血液中的油脂来不及贮存而使血中血脂浓度升高，就会发生高脂血症。假如还伴有 LDL 增高，则可能更为不利，因为它会搬运血脂贮存到您的身体组织中，这是现在的您所不想要的。注意，高脂血症与胖、瘦没有绝对的对应关系，瘦的人因为不能把血中油脂转化成脂肪进行贮存，所以同样会出现高脂血症。

6. 高脂血症的危害主要是过多油脂沉积于组织影响了组织功能。积于肝脏造成脂肪肝，导致肝功能损伤，积于血管则会发生多处血管不同程度的堵塞，并在某一处表现出来。心脑血管的意外通常是致命的。

 我们的建议

1. 控制总热量摄入。长期高糖、高脂、高蛋白饮食通常是血脂过高的原因。减少胆固醇和饱和脂肪酸（如动物内脏）的过量摄入，适当增加不饱和脂肪酸的食物（各种坚果类、植物油等）的摄入。家族性高胆固醇血症患者应严格限制食物中的胆固醇和脂肪酸摄入。多进食低热量的蔬菜、瓜果等，多进食粗粮。

2. 多运动。主要是有氧运动，以降低血浆甘油三酯和胆固醇水平，升高 HDL 水平，降低 LDL 水平。但是，要坚持。日常工作和生活中保持积极的心态，保持一定紧张度，也可以增加能量的消耗。

3. 戒烟限酒。避免烟酒对代谢的干扰及对组织的损害。

4. 避免饮食太咸。过多的盐分会造成血压升高，加重血脂对血管等组织的损害。

5. 有证据表明他汀类药物能改善血脂代谢，降低血脂，减少高脂血症引起的心血管事件，请在医生指导下使用。

6. 重度血脂异常者可以通过血浆净化治疗、外科治疗等手段降低血脂水平。基因治疗在未来有可能攻克严重家族遗传性的血脂异常。

7. 当机体出现"整体机能状态"改变时，予以相应纠正。

保健答疑

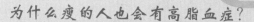

为什么瘦的人也会有高脂血症？

正常情况下，机体会把血液中多余的油脂转化为脂肪贮存于机体的皮下、腹部等，形成皮下脂肪和"将军肚"，这使得机体变得肥胖，但也保持了血液中的血脂水平相对稳定。没有血脂代谢方面的遗传问题，或其他代谢障碍者，在高脂血症之前都有一个变胖的过程。这也就是为什么有人可以很胖，而血脂通常在正常水平的原因。但是，由于机体的代谢能力出现了异常，血液中的血脂不能被有效利用，也不能转化成脂肪贮存，这时就会出现瘦人的高脂血症。

·关于骨质疏松·

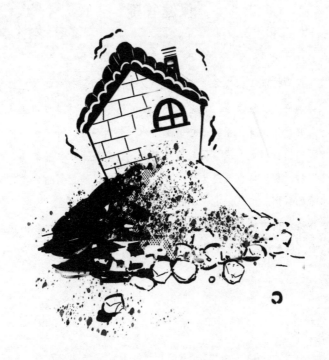

 认知要点

> 改变可以改变的，接受不可以改变的，给钙质一个留在骨里的理由。

有人说：现在人的体质真是一代不如一代。很多年轻人常会冷不丁地问一句："我会不会骨质疏松了？"这是不是应了此景？骨质疏松应该是老年人出现的问题，但确有年轻化的倾向。

现在，中年人出现骨质疏松的问题应该不在少数。总体来说，现在的年轻人在劳动能力上应该弱于前辈。挑担百斤以上的人可能渐少，这其中就有骨质退化的因素。

 医学认知

1. 骨骼中含有 20%～25% 的水和 30% 左右的有机质，它们决定了骨的弹性和韧性，当然，还有较多的、以钙为主的无机盐，它们决定了骨的硬度。影响骨骼成分的原因很多，激素、劳动强度、光照、重力等可以在很大程度上影响着骨骼代谢。

2. 随着年龄的增加，有机质的比例下降，而钙等无机盐的比例增加，这使得骨的脆性增加，容易发生骨折；但随着有机质的减少，钙等无机盐在量上也会减少，二者综合，也就是支撑您的身体的骨架质量变差了，这就是人们通常所说的骨质疏松。

3. 骨质疏松的原因或诱因很多。"老了"是一个重要的原因，但是，"不用了"是另一个常见的原因，不用则退的原理同样适用于骨骼。前者不可控，而后者则需要引起我们的重视。所以，老人、女性绝经期后，骨质疏松多见，而缺乏运动和劳动、体重过轻、长年不接触自然光照者会促进或加重骨质疏松。与其说骨质疏松是骨头中的钙流失，还不如说是钙质没有理由留在骨里。

4. 饮食中长期缺乏钙、维生素 D 和磷等微量物质，或过度饮咖啡、碳酸饮料，或饮酒、吸烟会影响钙的吸收。钙与其他无机盐如钠、磷等的比例不合适，或缺乏蛋白质，也会影响钙的吸收，并最终影响骨的品质。

5. 患有甲状腺疾病、甲状旁腺疾病、糖尿病等，以及应用激素、免疫抑制剂等都会影响骨代谢，导致或加重骨质疏松。

6. 针对这些原因和诱因，在医生的帮助下，改变可以改变的，接受不可以改变的。积极改变生活方式，是骨质疏松症治疗的基础，也是最重要的方法。

 我们的建议

1. 建立正确的预防骨质疏松的观念。预防骨质疏松从每天的生活、劳动开始，放弃对医疗的依赖，如通过养病、补充各种钙质或补品来纠正骨质疏松症，这是不可取的。

2. 采取积极的生活方式，给骨骼一个强健的理由。长期卧床和静坐，会加速骨质疏松症的发展，而一定的负重和运动有利于骨骼的强壮。

3. 合理的运动。运动是促进骨骼强健的最好方法，也是骨质疏松症最重要的治疗手段。很多骨质疏松症患者怕骨折，所以不敢"动"，但这又会加重骨质疏松。所以要尽可能地"动"，要主动地"动"，但要避免突发的、被动的"动"。并加强自身和环境的保护措施（包括关节保护），防止跌倒。

4. 补钙是纠正骨质疏松的必需，但是，要给一个让钙质吸收、利用和留在骨内的条件和理由。所以饮食中不光要补钙，更需要合理的饮食，补充维生素 A、D 等。多晒太阳有利于维生素 D 的合成，有利于钙的吸收。

5. 必要时补充钙剂和维生素 D，但应定期监测血钙和尿钙，酌情调整剂量，并在医生的指导下使用。如患者伴有肾结石及高尿钙，则应慎用钙剂及维生素 D 制剂。

6. 骨质疏松可结合药物治疗，具体应用要考虑其治疗价值、副作用、费用等情况。请接受医生的建议。

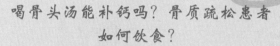

保健答疑

喝骨头汤能补钙吗？骨质疏松患者如何饮食？

"喝骨头汤补钙"是一个错误的认识。骨头汤里钙的含量非常少，且吸收更少。人体能吸收的是钙离子，骨头汤里的结合钙是无法吸收的。如果要补充人体每天所需要的钙，需要喝非常多的骨头汤，而且，骨头汤里也缺少促进钙吸收的维生素D。老年人多喝骨头汤还可能会引起血脂和血尿酸的升高。

骨质疏松患者应多吃含钙高的食物，鱼、虾、豆类、牛奶、各种坚果等是很好的选择，但同时应补充维生素，如苹果、梨、香蕉、猕猴桃、西瓜等富含维生素A及其他维生素的食物；菠菜、甘蓝、莴笋、荠菜等还富含维生素K，这有利于钙的代谢；鱼肝油、深海鱼类、动物肝脏可以补充维生素D。但要注意避免热量、嘌呤等摄入过多。

·关于"失眠"·

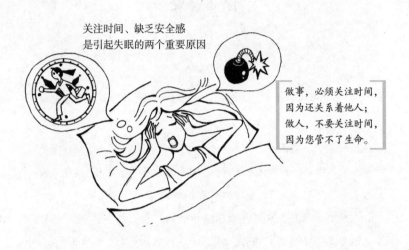

关注时间、缺乏安全感
是引起失眠的两个重要原因

做事，必须关注时间，
因为还关系着他人；
做人，不要关注时间，
因为您管不了生命。

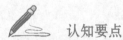 认知要点

**　　对失眠的恐惧，才是失眠最大的危害。与其关注您的睡眠，不如关注您的活动。**

　　良好的睡眠，养颜；良好的睡眠，长寿；良好的睡眠，精神好，吃饭香，工作有劲。我们每个人都需要一个良好的睡眠。可偏偏您"失眠"了：头昏脑胀，昏昏欲睡没精神，见到床就害怕，躺在床上特清醒。一到晚上，人家做美梦，而您不是上厕所，就是看时间，数羊数到天亮，这也太痛苦了，然后还要面对无精打采的一天。良好的居家环境，舒适的就寝条件，就是换不来良好的睡眠。好像这个世界除了失眠的痛苦之外，再也没有其他。但是，我们想说的是，您只需要对睡眠和失眠有一个新的认识，就能把握好您的睡眠。

 医学认知

1. 中医讲阴阳平衡，对睡眠这个问题来说，就是白天有多高的兴奋，晚上就会有多深的睡眠；白天有多少的活动，晚上才需要多少的睡眠。这一点，请有睡眠障碍的人对照检查自己。当然，随着年龄的增加，需要睡眠的时间一定会减少，这里也有代谢慢了、活动少了的原因。与其关注您的睡眠，不如关注您的活动。

2. 睡眠是机体的自然需要，并不需要您太多的关注，就像饿了自然要吃饭，渴了就需要喝水，大自然已经为您做了精妙的设计和安排。人体总是在安全、劳动、休息、生存等生活内容中寻求平衡，安排时间。只是现在的您有太多的空闲，安全、生存已经不需要太多的操心，于是，休息反而成了问题。这是社会发展的结果。

3. 现代生活也的确在干扰着机体的睡眠。太阳已不再是提供光源的唯一来源，地球村的构建需要克服时差，还有部分人需要夜间工作，这些都严重干扰了机体原有的生物节律。我们的机体可能来不及适应这个变化。

4. 引起睡眠障碍的原因很多，担心、恐惧，压力过大，或要求太高等心理层面因素会干扰睡眠过程；过于嘈杂、闷热等不良环境也可以影响睡眠；一些疾病及机体的变化，如年老、绝经等生理病理变化都可以引起睡眠障碍。心理、社会因素引起的睡眠障碍需要得到心理咨询的疏导和支持。

5. 分清睡眠障碍的性质和种类，是彻夜不睡，还是入睡困难？或是早醒、多梦、浅睡？是长年睡眠障碍，还是偶尔发生？是否与生活事件相关？我们可以从睡眠障碍的不同性质和类型中寻找发生机制和应对方法。

6. 一些身体不适或疾病，如疼痛、咳嗽、哮喘、经前期综合征、阻塞性睡眠呼吸障碍（打鼾）、舞蹈病、酒精摄入或某些药物、甲亢、贫血、慢性阻塞性肺病等都会影响睡眠，这里需要通过治疗疾病以促进睡眠，必要时可以借助药物来帮助睡眠。

7. 某些精神疾病可以直接造成睡眠障碍，如焦虑、抑郁、易激动、更年期综合征、产后抑郁、创伤后应激障碍、精神分裂症、严重的情感创伤等。这时患者需要得到医学的帮助，只是不在这里讨论，请理解。

 我们的建议

1. 首先要纠正以下四个观点：

①失眠很痛苦。其实，没得睡更痛苦。失眠的痛苦不是失眠本身，而是对失眠的态度。

②睡眠时间必须达到一定的标准。其实"好睡眠"的衡量标准不是时间，而是质量。

③睡眠时间不足就会累。而事实上，是您还不够累，或只是心累，您的机体通常不累。

④睡眠环境要安静。其实，不是环境嘈杂导致睡眠不好，而恰恰相反，是因为没睡好，或不需要睡眠才感受到了环境的嘈杂。

2. 把偶尔失眠当作正常的变化，与其去控制，不如去接纳。更不可把失眠的危害严重化，很多失眠的痛苦还是自己想出来的。请纠正前一条的第一点，读一遍，对照一下自己。

3. 不要在意睡眠时间，睡眠时间没有标准。半夜醒来不要看钟表，也不要关注天色，以免增加您的焦虑。忘记时间更好。

4. 增加白天的兴奋性。与其关注晚上的睡眠，还不如注意白天的状态。建议早上喝咖啡，尽可能地多活动、多劳动、多接触阳光等自然环境，保持积极的心态、热情的态度等。

5. 调适生理功能，如体会自己的呼吸，意守丹田等。避免过冷、过热、过饱、饥饿、便秘等生理异常。中医学认为"胃不和，则卧不安"，就属此理。

6. 发挥一些基础的、原始的生理功能对睡眠的影响。很多人在入睡前有进食或排尿、排便的习惯，这是利用了生理功能对睡眠的影响。另外，练习一些肌肉放松法，等等，都可能有助于睡眠。

7. 营造安全的睡眠环境。安全是睡眠的前提。在人类的基因里，睡眠是最危险的事。豺狼虎豹等会在我们睡眠时要了我们的命，这也许正是我们焦虑、做噩梦、早醒的机制所在。我们需要在睡眠中确认安全。而熟悉的、习惯的、重复的、平和的外界声音可以帮助您确认环境安全，有助于睡眠。这种确认在幼年期更为重要。环境变化很大，或缺乏父母陪伴的孩子往往会害怕睡眠，成年后容易出现睡眠问题。安静不是睡眠的必要条件。

8. 可以尝试以下方法，以调节大脑皮层活动：①吃零食，我们建议吃小核桃；②倒走；③针刺某些穴位可能有助于调节大脑皮层活动，如内关、大陵、神门、失眠穴等；④卧室不用电脑、不看手机，也不要放电视，但可以有书报。因为用电脑、用手机有互动，而书报对大脑的影响单向且单调。

9. 尝试各种适合自己的助眠方法，并坚持。如数羊、睡前用热水泡个脚等。这些方法很多，我们无法对其效果一一作出评价。

10. 必要时服用安定等镇静剂，让机体得到暂时的休息，不要让失眠变成了习惯。有研究表明，服用安定片不但不会引起老年痴呆症，相反，可以预防老年痴呆症。

11. 一些疾病引起的失眠，请接受相关专科治疗。若有心理问题，甚至有神经症或精神性疾病者，应接受心理咨询或精神专科治疗。

12. 若表现出"整体机能状态"的变化，请予以相应的调整。

保健答疑

哪些食物可以帮助睡眠？

传说中可以帮助睡眠的食物很多，五花八门，此处不作列举。也许这些食物可以给机体带来多种微量元素，或具有某些功能，但是，假如失眠不是因为营养物质缺乏引起的，或不是相应的功能紊乱所致，那么，这些食物应该无益于失眠的治疗。况且，所有的这些所谓能治疗失眠的食物都没有得到医学的认证，很多只是人们一时的经验之谈。

为什么夜里不要关注时间？

一是因为夜里关注时间无用，反正太阳会在应该出来的时候升起；二是"关注"这一过程会让您更觉醒，不利于接下来的睡眠；三是知道具体时间只会增强您的焦虑。晚上是属于自己的时间，是自己的生命。做事，必须关注时间，因为需要对他人负责；

做人，则不要关注时间，因为您管不了您的生命。

为什么倒走对失眠有用？

倒走时迫使大脑关注安全而抑制其他，从而有利于大脑皮层的休息，进而有利于睡眠。注意安全是机体的本能，不需要活跃大脑皮层。另外，倒走时四肢的活动也有利于平衡大脑活动。顺便提一句，倒走时使腰部的相关韧带和肌肉得到锻炼，有利于相关疾病的治疗。但是，倒走时一定要确保安全，特别是老年人。

为什么吃小核桃能促进睡眠？

传统上有小核桃补脑的说法，并用"以形补形"的理论解释。认为小核桃形似大脑的沟回，所以有补脑作用。我们认为这种解释不可信。但吃小核桃确有"补脑"的作用，主要是以下两个原因：一是小核桃最"难"吃，吃得很辛苦，但它会让大脑专注于"吃"，而吃的动作并不需要大脑皮层的思考，这有利于大脑皮层的休息，从而促进睡眠；二是有研究表明，进餐能缓解压力，有助于睡眠，而且，吃小核桃的过程可以很长，但摄入的热量有限，不会过多加重胃肠负担，不会增加体重。

·关于肥胖及减肥·

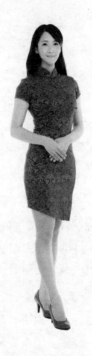

美丽是需要想象的。

 认知要点

> 肥胖一定是您摄入的热量大于支出的热量。而减肥，一定要使支出的热量大于摄入的热量。

　　肥胖成了很多人的噩梦，减肥又成了很多人的追求。关键是，从医学上来看，肥胖还与很多疾病有关，高血压、糖尿病、关节病都与肥胖相关，连寿命也与肥胖相关。俗话说：裤带越长，寿命越短。其实，机体只要没病，食物足够多，就一定会长胖。这是因为在进化过程中，机体有贮存热量的需要和相应的机制。在早些年之前，胖还是富与贵的象征，个别民族至今还有这样的审美偏好。但是，理智告诉我们，肥胖不好，不只是为了审美，更多的是为了健康。

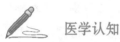 医学认知

1.BMI 指数基本能反映人体的肥胖程度，BMI= 体重 / 身高的平方。超过 28，普遍被认为是肥胖。但是，运动员、体力劳动者等肌肉发达者，尽管不胖，而 BMI 指数也会较高，要注意区别。

2. 对于肥胖，首先要知道没有无缘无故的胖，所有造成肥胖的热量，一定是"您"一口一口吃下去的，并且，吃下去的热量大于了支出的热量。这一点，我们先要认定，哪怕是病理性肥胖，也总是要有摄入。每一个肥胖者，都应该分析自己的热量进出状况，对号入座，然后才能进行相应的纠正和干预。

3. 影响热量摄入和消耗的原因很多，可以受习惯、世俗等影响，也会受机体的肠道微生物、激素水平、生长代谢状况、心理因素、儿时的喂养等因素的影响，最后还受基因的控制，并与生命的过程有关。有关热量代谢的更多机制尚不清楚，我们所能做的，只是要避免可控因素下的肥胖。

4. 在摄入相同的情况下，要考虑热量支出的减少。这些支出包括：生长及代谢的支出、体温及其辐射的消耗、运动和用脑的消耗，以及没有吸收的直接排泄等。注意，有些热量的支出是显见的，如运动、出汗等，但有些支出是隐匿的，基础性的。它们

不被您意识到，也不受您主观控制，如体温的辐射。您的体表温度哪怕比常人低 0.1℃，也会减少很多能量消耗。这也许是造成肥胖的一个潜在原因。

5. 有些方法可以增加机体消耗，运动是显而易见的方法，但它往往会增加食欲。相对而言，积极的生活习惯和心态对机体的能量消耗产生更大的影响，并影响机体的进食方式和数量。原因很简单，忙于做事了，一是消耗能量，二是提高了基础代谢水平，三是忘了吃。这往往是胖和瘦的重要原因。所以，我们说美丽是需要想象的。

6. 饮食结构中，蛋白、油脂类的热量高于碳水化合物，但是，摄入的碳水化合物很容易吸收并贮存而成为您的脂肪。因为碳水化合物被利用、贮存的快，在频繁、大量摄入后很容易被贮存，所以，吃甜食、面食比蛋白、油脂更容易长"肉"。

7. 肥胖会有家属集聚现象，这里有遗传的原因，但也可能是家庭成员在饮食习惯、生活习惯、思维习惯等方面的雷同，这会导致有类似的能量摄入和消耗模式。另外，家庭成员之间体内菌群也会趋同，这也会使机体的代谢过程趋于一致。

8. 所有减肥的方法不外乎三种，一是减少摄入；二是增加消耗；三是增加排泄，减少热量的吸收。流行的减肥方法都会在这三个环节上打主意，进行各种组合。

9. 最后，需要明确的是减肥很复杂。当您控制热量摄入后，机体却减少基础代谢的水平，当您增加运动时，机体却增加了胃肠道的消化和吸收能力。甚至在减肥的过程中还会有各种酶的活性变化，抵消了减肥的辛苦。这时，您只能对自己说一句："我尽力了。"

我们的建议

1. 心理是可以影响生理的，应重视心理因素在减肥中的作用。纤纤身材需要您的不断想象。持续的想象会调动您的多种积极因素，下面第 5 条所列的内容就需要心理因素的参与。

2. 不要相信一些神奇的减肥方法，我们不相信神奇，只相信规律、规则。很多神奇的减肥方法往往要求您控制进食，或服用泻药。

3. 饮食上严格控制糖类等碳水化合物的摄入，增加蔬菜、水果等低热量、高纤维食物的摄入。油脂和蛋白要适量，以满足机体的代谢需要。另外，要控制重口味食品的摄入，重口味往往会增加食欲，增加热量和盐分摄入，增加体重。

4. 尽可能多地参加各种活动、劳动和运动，包括体力劳动和脑力劳动，最好是四肢运动配合大脑运动。通常需要集体配合的球类运动优于单一的跑步，也更有趣。

5. 提高您的基础代谢水平，保持自律，遵守作息时间，不要有冗余的睡眠。同时行事积极、主动，平时坐有坐相，站有站相，收腹挺胸，甚至是居家时穿高跟鞋等。所有这些，一旦养成了习惯，会使神经活动和相关肌肉持续处于较高的应激状态和工作状态，消耗更多的能量。美丽是可以想象的。

6. 认真检查每一天的进食情况，通过自查或借助周围人的观察，助推您的减肥计划。发现并制止那些无意识的多吃。总体上要减少或控制饮食摄入。食欲过强，则需要在医生的帮助下，用药物来控制食欲。

7. 促进排泄也是一种减肥的方法，一些减肥药往往有促进排泄的作用。

8. 因疾病（如内分泌紊乱者）造成的肥胖，请咨询相关医生；有"整体机能状态"的病理性改变时，可予以一定的纠正。

251

保健答疑

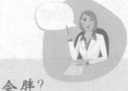

为什么有人喝水也会胖？

喝水也会胖，这是不成立的。除非存在病理性问题。在临床中，我们总能找到胖的理由，有的人不爱动，有的人爱睡，有的人总是吃的比别人多，只是自己不知道而已。具体什么原因？各不相同。在生物世界里，不会凭空长出"肉"来，也不会凭空消失一块"肉"。

如何增肥？

增肥，一定要使机体摄入的热量大于消耗。

多吃，一是要选择一些高热量的食物，二是要促进食物的消化和吸收。为此，我们建议：①餐前进水，有利于消化吸收；②餐后喝汤，以有利于增加摄入；③餐后休息，以保证胃肠消化；④饮食除了荤素搭配、营养均衡外，还要保证总热量；⑤两餐之间补充点心，并增加碳水化合物等摄入；⑥延长进餐时间，以增加食物摄入量和保证胃肠功能的发挥。

在减少消耗方面，一是要慢，行动慢，进餐慢，更重要的是思维要慢，学会让着他人、跟着他人，学习他人的慢节奏；二是要保证睡眠时间，最好能延长睡眠时间以减少消耗，必要时可以借助药物增加睡眠；三是对于习惯衣着过少的人，要注意增加衣服，以减少散热。

注意，病理因素造成的消瘦不在讨论之列。

·关于颈椎病·

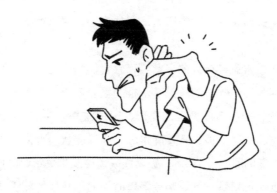

 认知要点

> 　　高枕并非无忧，枕头过高或长期低头一定会对颈椎不利。全身和（或）局部活动是预防颈椎病的最好方法。

　　颈椎病太普遍了，大家都习以为常，但发作时真的很痛苦，平时也会有各种难受。于是人们总是在责问医生：为什么没有很好的解决办法？对此，医生实在很为难。要知道，颈椎就像一根弹簧，顶着您的脑袋，还不断地晃动，很"劳累"的。而且，随着机体退化，弹簧一定会老化，更何况您还在不正确地使用这根弹簧。讨论颈椎病的重点是预防，而不是治疗。不管您是否已经患有颈椎病，预防行为永远没有"太迟"。它是最有效、最可靠、最经济、最安全、最可行的方法。

医学认知

1. 颈椎，有一个向前凸出的生理弧度。它像一根弹簧支撑着头部，为大脑减震，并保证它的灵活性。但是，它的负担很大，需要承受头部及其活动的压力，假如您还让它持续不当受力，颈椎病就会发生。

2. 对颈椎影响最大的是低头，它会使颈椎处于反向位，长期反向位则会影响颈椎相关关节、椎间盘、韧带和肌肉的结构，对邻近血管、神经造成挤压、变形，出现眩晕、头痛、颈部不适、颈部疼痛、手臂不适、手臂麻木、心悸等症状。现代人的工作和生活有太多的时间"低头"，极易造成颈椎及相关组织的损伤。

3. 低头位对颈椎的影响会随着时间的推移呈指数级累积。假如把第 1 个时间单位的损伤定义为 1，连续的第 2 个时间单位的损伤则可能是 10，而第 3 个时间单位则可能是 100。这样，3 个时间单位的损害总量是 111。而假如能在每个时间单位内活动一下颈部，则 3 个时间单位后的损伤是 1+1+1=3。

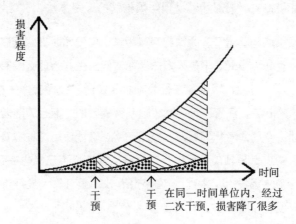

注：两种阴影面积之和为颈椎损害程度（未加干预下），点状阴影面积为干预下颈椎损害程度。

4. 颈部关节精巧细致，神经、血管密布，应避免颈部大幅度、快速的剧烈活动。各种针对颈椎病的预防和治疗方法都应注意颈部解剖结构的复杂性。

 我们的建议

1. 避免低头。抬头做人，对颈部损害较少。

2. 避免长时间让颈部处于一个姿势，特别是前倾姿势。避免损害累积，造成颈椎病或引起颈椎病发作。床上看电视的习惯对颈椎非常不利。

3. 可以定时或不定时做"米"字操，或针对颈部进行阻抗训练，锻炼相关韧带和肌肉。

4. 加强体育锻炼，通过全身运动促进局部功能。游泳是个很好的选择。

5. 避免颈部受凉，避免劳累，防止引发颈椎病，或加重其症状。

6. 调整枕头的高度。高枕并非无忧，枕头过高一定对颈椎不利，枕头过低则不利于侧睡时的颈椎生理弧度。一般来说，枕高以 10 ～ 15 厘米较为合适，具体尺寸与个人的体形和身形有关，视个体的生理弧度而定。

7. 牵引能减轻椎体之间的压力，有利于颈部肌肉的放松和关节复位，能在一定程度上减轻临床症状。理疗、按摩、针灸能在一定程度上缓解症状，但对颈椎病的病理没有针对性的治疗价值。

8. 颈椎椎间盘移位、椎体增生、椎体移位等原因压迫了神经、血管等组织，并严重影响工作和生活时，需要考虑手术治疗。但必须指出的是，手术一定会造成周围组织的损伤，也会带来手术后的不适。手术交给医生，但您需要对手术的难度和后果有心理准备。

保健答疑

推拿、针灸治疗颈椎病有用吗？

推拿可能存在两个方面的作用，一是促进局部的血液循环，有利于颈部在劳累和（或）损伤后代谢产物的吸收，并减轻局部症状；二是松懈局部紧张、粘连的肌肉或肌束，避免损伤的进一步扩大，并缓解甚至解除局部症状。针灸治疗主要是第2条的作用。但是，需要注意的是，推拿、针灸在这两方面的作用还需要更多的规范，需要明确适应证，明确治疗方法。至于推拿、针灸的其他作用，如温经散寒、活血通络等，没有相关的证据。另外，必须指出的是，推拿、针灸对颈椎部的骨性改变、椎间盘移位等结构变化没有纠正作用。而且，还要注意推拿手法过重造成肌肉、神经、椎体及关节、脊髓等的损伤，以及针刺对局部组织的损伤。

·关于腰痛·

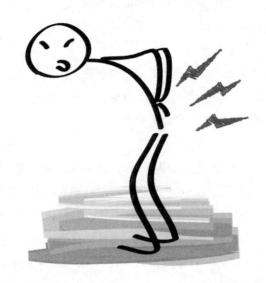

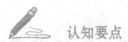 认知要点

腰痛不能盲目"补肾强腰",寻找原因更重要。

一旦腰痛,全身活动受限。站不能站,卧不能卧,坐着更是不舒服。上下楼不行,连上厕所也困难。人们总得寻求各种治疗,于是,针灸、推拿、盲人按摩、理疗、封闭都得上,当然还得进行 X 线、CT、核磁共振等检查,然后还有一个"肾虚"的概念纠缠着您。腰痛到底是什么?应该怎么办?是不是"肾虚"?

医学认知

1. 腰痛，可不一定是腰的问题，腹腔内脏器的问题也可以先表现为腰痛。况且还有很多不明原因的腰痛。腰肌劳损、椎间盘突出、病毒感染、肾脏疾病、肾结石、骨质疏松、妇科疾病等是引起腰痛的常见原因。

2. 面对腰痛，首先要尽可能明确腰痛的性质、发生时间、变化规律、起病原因或诱因，以及伴随症状等。这些，既可以为诊断提供依据，也为下一步的检查提供了方向，同时还能据此进行相应的治疗。

3. 对于腰椎及相关组织病变引起的腰痛，要明确两点：一，腰椎的生理曲线是前凸的，所以弯腰对腰部有损害，要避免长时间的弯腰，避免这种损害在时间和程度上的积累；二，腰椎是机体的中心和重心，它承受了大部分躯体的重量，还要完成或配合大部分机体的活动，所以腰椎粗大且结实，而且还有粗大的腰部韧带和肌肉保持着腰椎及其周围相关关节的稳定。

4. 需要说明的是：若是腰痛患者查到了腰部的某一疾病，一定要注意这一疾病与腰痛之间的因果关系。很多时候，这些问题

> 抓到一个坏人，但这个坏人并不一定就是凶手。腰痛问题也一样。

客观存在，但并不是引起腰背酸痛的原因，需要医生更多地观察和分析。这种观察和分析，是医生更重要的价值。

 我们的建议

1. 由明确病因引起的腰痛，只需要针对原发疾病进行处理，请咨询相关专科专家，不在这里讨论。

2. 加强腰背部锻炼，以增强腰背部肌肉、韧带的强度，促进腰背部各关节的灵活和协调，如倒走、在医生保护下的肢体及腰部活动和锻炼等。

3. 腰痛患者应避免睡软床，避免弯腰和久坐。因为软床、坐姿及弯腰不符合腰部的自然曲线，久而久之会使腰部肌肉紧张劳损，加重或产生腰痛。

4. 急性腰扭伤，或感冒引起的腰部筋膜炎，可以采用局部镇痛治疗，如一些止痛喷雾剂。针灸治疗对部分病例有效，但需要规范应用范围，并对其疗效进行评价。

5. 热敷等理疗可以促进局部的血液循环，放松紧张的肌肉，有利于腰痛的治疗。而针对腰背部的针灸、推拿也许对松解局部肌紧张、促进局部血液循环等有益。这些治疗需要掌握严格的适应证，排除各种疾病，并评价其疗效。

6. 对于自然衰老引起的腰痛，要学会面对和接受，并给予一定的支持和保护，以及心理安慰。

保健答疑

为什么现在年轻人腰痛问题越来越多？

这个问题的原因很多，也许我们无法全部明确。但是，有一点可以肯定，即：在当今生活条件下，劳动强度明显下降，重体力劳动已经很有限，多数人连个煤气罐也不用扛了，他们的腰部韧带和相关的肌肉自然会退化。另外，保持坐姿的时间延长，平时又缺乏运动，这些都不利于肌肉的强壮，特别是腰部肌肉的强壮，也不利于关节的灵活，特别是腰部关节的灵活，稍有不慎，就容易出意外。由此可见，现代年轻人腰痛问题增多的现象是社会发展的结果。

什么是"肾虚"腰痛？腰痛和"肾虚"有关吗？

"肾虚"腰痛好像是一个很流行的名词，但很多时候只是一种患者的自我诊断。中医学的"肾虚"可能对应一些衰老性疾病，可能与骨质疏松、腰椎间盘退化等疾病有关，但在医学上没有明确的界定。很多时候，患者只是因为腰背部疾病导致了腰部活动受限，或影响了整个机体的活动，却用了"肾虚腰痛"这样一个诊断。"肾虚"只是一种表现，一种结果，而非本质。腰痛，还需要明确原因，而不能轻易以"肾虚"作为解释。肾虚腰痛与肾脏无关。

·关于肿瘤·

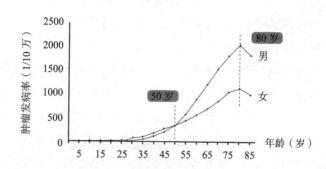

50岁以上人群肿瘤发病率增加明显，老年男性更要注意。图表来自2017年中国肿瘤登记年报公布的2013年数据。

 认知要点

肿瘤只是一个意外，而且是意外之外的意外。至少是躲过了机体修正机制的意外。医学又为修正意外提供了一种或几种可能。

肿瘤，癌，很可怕。现在的生活很美好，可肿瘤却时有光顾，那真不是件愉快的事了。肿瘤为什么会这么多？应该怎么预防？这里既有生物学的原因，也有环境的原因，甚至还有心理学、社会学的原因。关键是如何面对肿瘤？

 医学认知

1. 肿瘤只是一个意外。人体从一个受精卵，变成一个庞大的躯体，然后，这个躯体还要不断地进行新旧细胞的替换，直到死亡，其间是体细胞的不断复制、分裂和变形。当体细胞受损时，细胞不得不加速复制、分裂，以修复之。但是，谁也无法保证复制、分裂的绝对完美，意外总是会发生。肿瘤就是在复制、分裂过程中出现了一个意外。

2. 环境中的物理、化学、生物因素都会干扰细胞的复制和分裂，并增大发生意外的可能。人类寿命的延长为这种意外提供了更多的机会，而且，人老了，纠正这种意外的能力也会下降。所以，癌症的发生率与年龄呈正相关。这是长寿必须付出的代价。同理，经常受到损伤的器官，更新较快，发生肿瘤的可能性就较大，胃肠就是这样的器官。

3. 随着科学技术的进步，越来越多的肿瘤被发现了，这增加了"发病率"。另外，还有一个"关注效应"，即因为过多关注而使人们感觉到了肿瘤的"发病率"上升。请理性面对肿瘤，它一直存在着，它是生命的一部分。

4. 很多时候，细胞的各种意外不足以构成对机体的危险，很快就会自我消亡，或者因为不怎么"坏"而长期存在于机体内。而且，人体还有一个叫"免疫"的系统，监视着这些"意外"，只有当这个"意外"足够"狡猾"，或免疫系统出现问题时，"意外"才会成为危害健康的"肿瘤"。

5. 肿瘤并不像人们想象的那样可怕。第一，很多健康人的体内有癌细胞，它可以与正常的生命共存；第二，很多肿瘤可以治愈。请相信医学的进步。

6. 有研究认为，心理因素与肿瘤的发生有相关性。保持乐观，积极做事，服务他人，也许还有生物学上的意义。

7. 肿瘤的危害主要有四种，一是长得快而抢夺人体的物质和能量；二是占领一定的空间，挤压相关脏器，压迫相邻的血管、神经等；三是肿瘤本身生产不好的东西而造成不良后果；四是对正常组织的侵蚀，甚至替代原有组织，造成功能缺损。

8. 肿瘤细胞还不安分，会转移，可以直接蔓延、血行转移、淋巴转移，或通过其他路径转移。转移，直接关系到肿瘤的危害性大小，也关系到肿瘤的治疗方式。

 我们的建议

1. 应明确一点：有生命、有生长就总有意外，我们只是希望减少意外，早发现意外。于是，人类发展出了医学，能发现一些肿瘤，这真是一件幸运的事！若这个肿瘤不怎么坏，或者正好能被治疗，那就是幸运中的幸运。现代医学的进步大大提高了这种可能。感谢医学的进步，感谢前人的付出。

2. 预防肿瘤最根本的方法是减少细胞的分裂和复制，并给细胞的分裂和复制提供一个相对稳定的环境。为此，一切可能损害细胞，或影响细胞复制过程和分裂过程的物理、化学、生物因素都应该尽可能避免，如避免喝热饮是预防食管癌的重要方法。趁热喝要不得。

3. 运动、积极的生活方式、积极的心态有利于发挥机体的免疫力，提高免疫监视能力，减少肿瘤的发生。

4. 根据医嘱进行必要的筛查。早发现是治疗肿瘤的最好方法。

5. 至于肿瘤的治疗，大致有以下四种策略，很多时候根据肿瘤的性质会采取多种方法的联合应用：①根据肿瘤的危害程度选择治疗方案，有些肿瘤可以与人体长期共存；②根据肿瘤生长的部位，采取手术、烧灼、放疗、冷冻等方式清除，清除不彻底，或根本无法切除，则是医学的无奈；③选用敏感的化疗药物杀死肿瘤，但要考虑机体的耐受性；④靶向治疗、免疫治疗等新技术正在开发和应用。

6. 有人会说还有中药可以治疗肿瘤。对此，我们相信中医学有很多奇珍异草，也有很多特殊的治疗方法，但同时也混入一些不可靠的治疗方法，因此，还需要借鉴现代医学的认知手段加以鉴别。

7. 若机体出现整体机能状态改变时，可以进行相应的治疗。注意，这种中医治疗并不是针对肿瘤的治疗，而是通过改善机体本身的状态、改变肿瘤生存的环境而间接进行治疗。但这种治疗的临床价值还需要更多的评估。

保健答疑

肿瘤患者应该怎样注意饮食？

这里的肿瘤，主要是指恶性肿瘤，良性肿瘤患者在饮食上应该可以与正常人一致。当然，也有传说某种饮食会促进某种肿瘤（良性或恶性）的生长，我们没有相关的证据支持这一说法。

在回答这个问题之前，首先需要明确的是饮食对肿瘤本身的影响并没有人们想象的那么大。第一，人们最怕所谓的"发食"对肿瘤的影响，甚至认为肿瘤就是"发食"作用的结果。对此，必须指出的是，目前还没有医学上的证据证明所谓的"发食"会促进肿瘤生长。若有这种可能，那是不是应该在没有发生肿瘤之前远离？这显然会影响人们对美味的享受。第二，很多人还追求一些抗癌的食材，对此，也不应寄予太大的希望，这些食材可能会有，但是，流行的"传说"都不可靠，至少没有医学的证据。所谓的有效，很多只是利用人们的心理而编造的故事。所以，我们建议：第一，以美味为第一原则，尊重个人的口味。享受生活、享受美味也是肿瘤患者的权利，对肿瘤晚期患者更是如此；第二，要注意患者的消化吸收能力，避免进食过多，化疗后消化功能不良者尤其要注意；第三，多吃水果；第四，注意饮食的多样化，保证患者多样化的营养需求；第五，手术后患者的饮食与一般手术后恢复期的饮食无异。

·关于"脚气"·

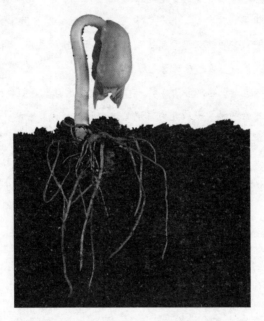

看得见的部分很嫩，底下的根很深。

 认知要点

"脚气"一定是"脏"了，而且很不雅，但是，也许您还得"脏一点""野一点"。"脚踏大地"是治疗"脚气"的最好方法。

"脚气"，医学名为足癣，系真菌感染引起。患了"脚气"，最大的麻烦是反复发生，不能根治，造成瘙痒、脱皮，渗出或溃破。轻者影响美观，重者影响生活和工作，影响健康，甚至造成更广泛的感染。

 医学认知

1. 先要明确一点："脚气"和"脚气病"不是一回事。医学上的"脚气病"是指维生素 B_1（硫胺素）缺乏病（vitamin B_1 deficiency），常可引起全身性疾病，特别是脚气病性心脏病；而"脚气"（tinea pedis）则是由真菌感染所引起的一种皮肤病，又叫"脚湿气"。"脚气病"没有传染性，而"脚气"有传染性。另外，细菌感染也会引起渗出、脱皮、溃破等类似"脚气"的症状，需要与之鉴别。这里只讨论"脚气"。

2. 微生物总在不断地噬食角质细胞，角质细胞不断地生长和脱落，形成一个动态的平衡，但是，随着年龄的增加，足部的角质层代谢越来越慢，于是在潮湿环境下，真菌总有种植发展的机会。"脚气"的发生，与其说是足部感染了真菌，还不如说足部的环境适合了某种真菌的生长。治疗"脚气"，首先要改变足部的代谢环境。

3. 因为感染真菌性质的不同，"脚气"分为四种类型：水疱型、浸渍糜烂型、鳞屑角化型和混合型。它们的共同特点是：①需要潮湿的环境；②环境适宜时猛长，环境不利时潜伏，很难清除；③在通风、光照充足的条件下，真菌很难生长；④真菌之间、真菌和其他微生物之间有生存竞争关系。因此，我们可以用改变环境、维持微生物之间平衡的方法治疗"脚气"。

4. 机体的免疫力和代谢能力与"脚气"的发生有关。足部皮肤更新加快可以有效阻止真菌对皮肤的侵袭。健康的皮肤还会有健康的体液分泌，也能阻止真菌植入。为此，我们可以通过运动等方式促进足部的血液循环，从内部改变足部的环境；同时，足部血液循环增强，增加了足部皮肤的生长及代谢速度，有利于感染组织的清除和修复。

 我们的建议

1. "脏"一点。让足部多接受自然环境中的水、泥等，用自然环境中的微生物改变足部的微生物环境。如，在无污染的田地里行走，到海水中游泳或浸泡等。脚踏大地是防治"脚气"的最好方法。

2. 保持足部干燥，特别是肢体比较丰满者，要注意皮肤褶皱处的真菌生长。

3. 注意卫生习惯，鞋袜要勤洗勤换，穿透气性好的鞋子。要求洗浴盆专用，避免交叉感染。

4. 加强体育锻炼，促进四肢血液循环，以促进足部皮肤代谢。

5. 当然，药物治疗也是必需的，通常以外用药为主。各种抗真菌的药膏都可以选择。内服药物可以通过血液循环到达病灶，清除组织中的霉菌，但是，足部的代谢很慢，到达足部的药物有限，得加大用药剂量和用药时间，这往往会引起药物的其他损害。

6. 要注意排查糖尿病、下肢静脉曲张、滥用抗生素等不利于"脚气"治疗的情况，我们需要做好相应的干预。有使用激素的应停用（但要考虑相关疾病的治疗许可）。

保健答疑

"脚气"为什么会反复发作而难根治？

霉菌不只是您看到的外在霉点或皮损，更重要的是它有"假根"和"吸器"两个结构。这两个结构使霉菌植入于组织中，使我们很难清除它们。另外，霉菌孢子具有小、轻、干、多，以及形态色泽各异、休眠期长、抗逆性强等特点使霉菌变得极易传播，难以杀灭，一旦环境适合就疯长，一旦环境不利就潜伏。所以，您一方面应避免潮湿环境，并保持正常菌群；另一方面加强自我机体代谢，通过代谢把根植于组织的霉菌清除。

事实上，人的一生就是与微生物交争的过程。自生命诞生以来，微生物总是从各个"方向"侵蚀我们的机体，我们的机体又尽力清除，或修复这些侵蚀。这就是"邪正交争"，并形成了一个动态的平衡。遇到一些特殊性质的微生物，或机体的某种缺陷或意外，那就是"疾病"状态了。但是，随着机体的衰老，微生物最终一定会占据优势地位，生命也终将结束，我们只是享受生命的过程。

最后，让我们快乐地享受生命及其过程吧！一切《正常就好》。

嵊泗医生——代后记

《正常就好》终于付梓，感慨良多，我好像完成了我的职业生涯，这本书已经是我能提供给大家的全部了。当然，我相信还有很多像我这样的医生在基层默默地做着类似的工作，这究竟是一种什么样的工作？为什么会有这样的工作？在《行医日记》封底勒口处，我写过这样一段话：嵊泗地处海岛，毗邻上海，正是这一特殊的地理环境，决定了我特殊的行医环境和行医过程。18年之后，我想借本书的后记谈一谈"嵊泗医生"，从他们身上可窥见基层医生的大概，并以此向所有基层医生致敬。

在嵊泗，地域封闭，人与人之间的关系是那么的近而有限。医生和病人之间的关系也是同样的近而有限，医生和病人都没有太多的选择。这种状况决定了医疗服务过程不能用百分比来统计。因为再小概率的事件一旦发生，对个体来说也是绝对的存在，医生必须服务好每一个病人，否则就没有生存的空间。于是，他们不得不在能力上精益求精，他们需要基本的医疗技能，但更需要合理的转诊能力；需要有解决问题的能力，又需要接受医学的局限并面对失败的能力，甚至还需要安抚病人的能力。他们就是在这样的环境中行医，并得到提高。设想一个牙科病人，第一次配牙后有不适，一定会找医生校正，甚至还会有第二次、第三次。这种校正在嵊泗一定会延续下去，因为病人没有太多的选择，而病人的复诊也给了医生学习和修正的机会，大大提升了医生的能力。而城市中的病人一般会另寻高明，医生们也自以为以前的病人已经得到了满意的解决。其他科室的医生也一样，他们总有机会得到反馈信息，并得到业务水平的提高，这是第一。

第二，嵊泗毗邻上海，能够观察到上海医学的动态，包括医疗的精彩和无奈。这些无疑为医生的成长提供了良好的学习环境。

第三，嵊泗地处海岛，人口有限，病人也有限，医生和设备更有限。这些有限，使他们不会成为专家，但也不会限于某一专科。这些有限，练就了他们在有限的病例中发现问题的能力，也练就了在简单设备下行医的能力。我所知道的县医院的影像科医生在业务能力上具有很高的水平，甚至在设备维护上也达到了相当的水准。

第四，海岛的交通状况要求嵊泗医生有处理紧急问题的能力，而且没有退路，也没有援助，在一定时间内他们必须给病人正确的、可靠的救治，还得考虑病人以后的生命质量，甚至还得考虑不能给以后的治疗增加麻烦。当节假日、天气恶劣时，哪怕没有一个病人，他们都得守在岗位上。这就是他们的价值。

另外，在封闭的地域里，他们的行为必须符合医学原理。一旦出现非理性用药，不良影响会在有限的空间被发现，并很快传播。长此以往，医生们养成了良好的行医品行。对病人来说，这是一种最大的福利。

但是，有一点他们无法应对，那就是"舆论风险"。嵊泗特殊的地域环境使"舆论风险"变得更为重要，直接影响了医生的行为。由于人们尚无法理解和处理这种风险，所以，"舆论风险"很大程度上干扰了医疗过程。

试想有患者需要做手术，当地医生是做？还是不做？这时，除了考虑能否完成手术之外，医生还需要考虑各种风险。医疗的风险主要分为三类，一是医学风险；二是法律风险，三是"舆论风险"。对于第一、二类风险，所有医生、所有医院都要面对。只是在大城市，由于医院多，专家多，病人的就诊过程复杂，风险相对分摊。而且，这两类风险都有规范的解决方案和程序。但是，"舆论风险"不一样。

在嵊泗，因为医生和病人之间的"零距离"，人们会随时随地问诊于医生。路上、买菜时，甚至在散步、娱乐时都会向医生提问，不光是患者本人问，各个家属都会问，然后周围的人还会参与进来。这看似是对医生的一种尊重，但是，对医生来说，却是一种实实在在的负担。因为，问题总是多于解决的方法，更何况还有潜在的医学风险。有时一个不经意的失误，将完全损害医生的威信。若真有个差错，有个漏诊，一旦被外地大医院查实，那对医生来说真是一个灾难性的"舆论评价"。事实上，很多病人在手术之中会出现各种意外，在手术之后会出现各种身体上的不适，这是正常的康复过程，但也可能是某些潜在问题的表现。基层医生得花很多的精力接受各种"咨询"，并承担各种风险，基层医生与病人"零距离"的便利往往会加大这种风险。关键是病人的问题并不能在"咨询"后得到缓解，相反，还因为不断的咨询反馈加强问题的"严重性"。如此之下，医生只能得到病人的负面评价，这种评价直接影响医生的心理、职业和生活，甚至影响他们的一生。而城市里的医生在"大空间"下，没有了咨询服务的便利，无法体会到这一点。就算遇到严重的意外，造成很大的舆论问题，最多影响他们的职业生涯，甚至连职业生涯的影响也有限。

一个要时时面对，一个连问题的存在也未必知道。这就是基层医疗和上级医疗的不同。从舆论风险到法律风险，这是一个多大的距离？这个距离能让医生进行多少的探索？能解决多少实际的问题？基层医疗承受了很不一样的压力。

对于医疗，我们通常关注医疗技术、医疗设备，然后就是医

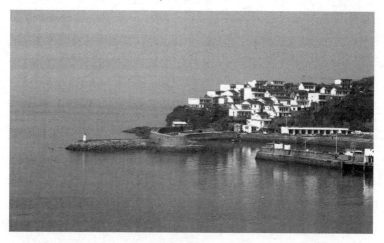

大海里的小渔村、小渔港

生的责任心。以为只要有了这些，病人就能得到想要的医疗结果。而事实上，对"风险"的理解和把控会直接影响医生的行为和结果。没有理解风险，也就没有理解医学和医疗。只是风险很难定价，特别是"舆论风险"。基层医疗对"风险"有更为全面的感受。

这里写的是嵊泗医生，其他的基层医生何尝不是这样。他们可能不会做某一种手术，但他们知道手术的适应证，以及手术的利和弊；他们不一定能确诊罕见问题，但是，他们总能意识到问题的存在，并尽可能寻求问题的发现和治疗；他们可能不知道最前沿的医学发展，但他们知道最基础的医学知识，以及如何把这些知识转化为病人的健康利益；他们面对的不是一个病，一个问题，而是一个有病、有问题的人。他们需要综合分析病人的经济、社会关系（角色）、爱好、习惯、年龄等条件，结合病人的病（或问题）给出相应的意见，这是医学技术之外的内容。写下这些，是想告诉大家：请理解并尊重基层医生。